図解

決定版
すい臓の病気と
最新治療＆予防法

監修
三重大学大学院医学系研究科
肝胆膵・移植外科学 教授
三重大学医学部附属病院 副病院長
伊佐地 秀司

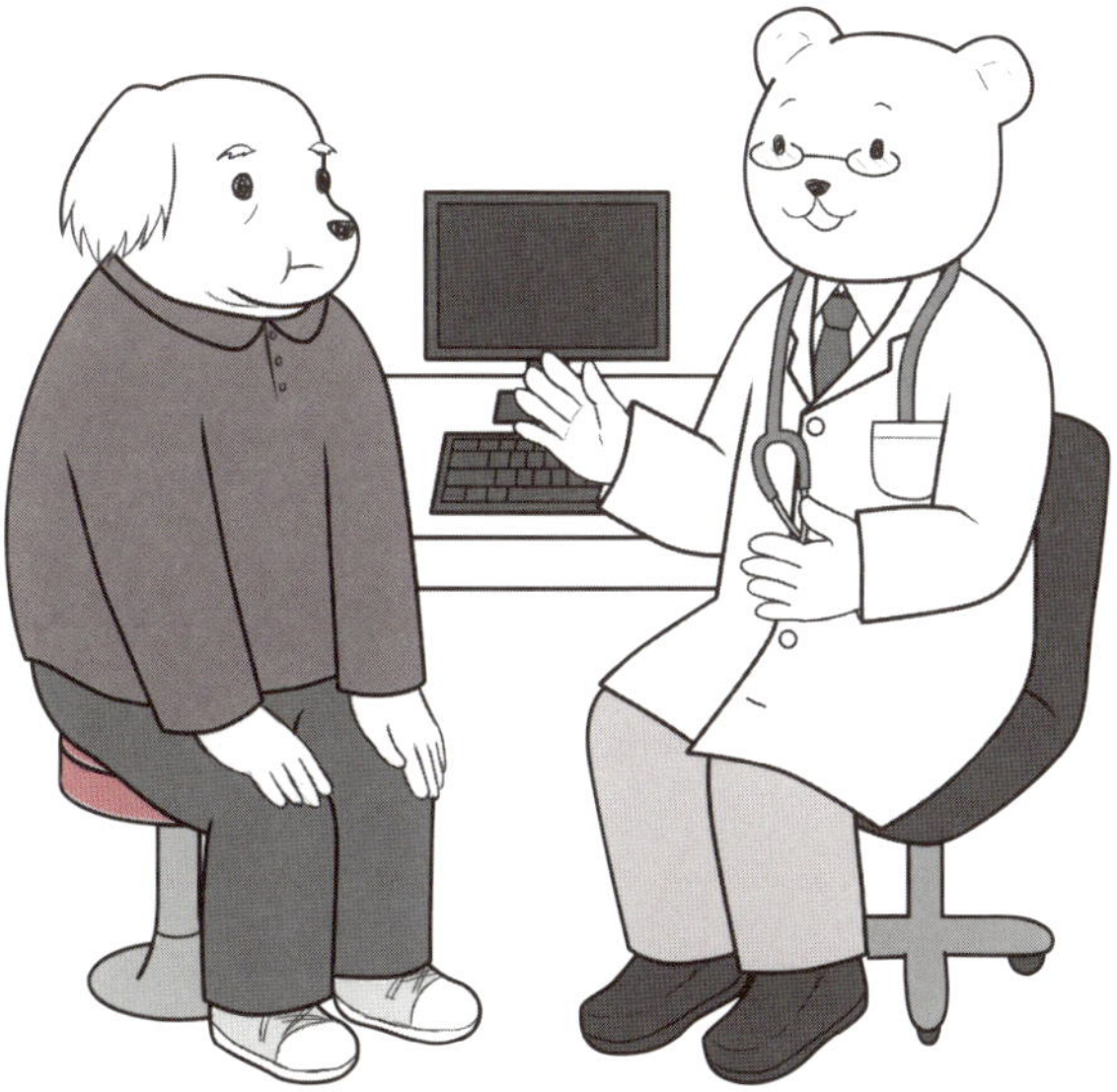

日東書院

はじめに

すい臓は、胃の後ろにある15㎝ほどの臓器で、胃や腸、肝臓などに比べ、そう頻繁に話題になる臓器ではないかもしれません。しかし、控えめな存在感ながら、体内の臓器の中でも重要な役割を担っているのです。

身体を循環する血液の中の糖分を調節するホルモンであるインスリンを分泌し、食事から体内に摂取された栄養素を分解する消化酵素を含むすい液を分泌します。すい臓で作られるすい液は、人体で最も強力な消化液であり、三大栄養素である炭水化物、たんぱく質、脂質の全てを消化できるのです。

すい液に含まれる消化酵素は、十二指腸に出て初めて活性化し、食べ物を消化する仕組みになっています。ところが、何らかの原因で消化酵素がすい臓の中で活性化すると、すい臓自体を溶かす自己消化が起こり、すい臓疾患を発症します。

アルコールや胆石などを原因として急激に起こるのが「急性すい炎」で、自己消化がゆっくり長期間にわたって起こるのが「慢性すい炎」、慢性すい炎が進行すると、そのうちの数%の人が「すい臓がん」を発症します。

また、すい臓疾患によって起こる「すい性糖尿病」や、すい臓の内部や周囲にのう胞ができる「すいのう胞」にも注意が必要です。

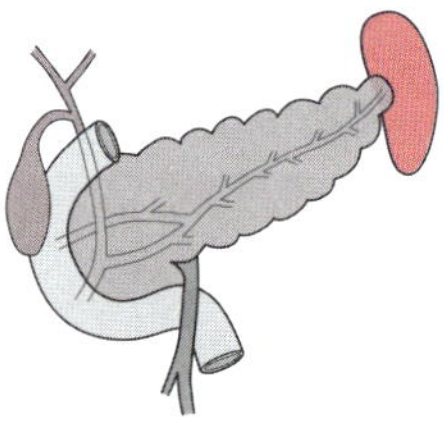

すい臓は、肝臓と同様に「沈黙の臓器」と呼ばれ、がんを発症していたとしても自覚症状が現れにくく、さまざまな臓器に囲まれて奥まった場所にあり、発見が難しいので、知らないうちに悪化していたというケースもめずらしくありません。

すい臓の疾患において、最も多い原因が飲酒によるものです。日頃から飲酒を習慣としている人は、肝臓を意識していることが多いかもしれませんが、是非この本を一読していただき、同じようにすい臓にも意識を留めて欲しいと思います。

急性症状があるもの以外は、発見が遅れがちな疾患が多いのですが、あまり悲観的にならず、なるべく早期発見をすることで、私たち医療関係者と共に適切な治療を受けられるように努めていきましょう。すい臓の疾患に関して正しい知識を持ち、予防と改善に役立てていただけることを心より願っています。

松阪市民病院・顧問
三重大学医学部附属病院・病院長顧問
三重大学名誉教授（肝胆膵・移植外科学）
伊佐地 秀司

もくじ

はじめに……2

第1章 すい臓病の基礎知識……11

すい臓病とは?……12
すい臓は「消化酵素を作る工場」ですが、この働きが衰えると「すい臓の病気」になります

すい臓のしくみ……14
すい臓は十二指腸や胆のう、脾臓《ひぞう》と繋がり、消化器官として大切な役割を果たします

すい臓の二大役割……16
すい臓には、「外分泌機能」と「内分泌機能」という二つの役割があります

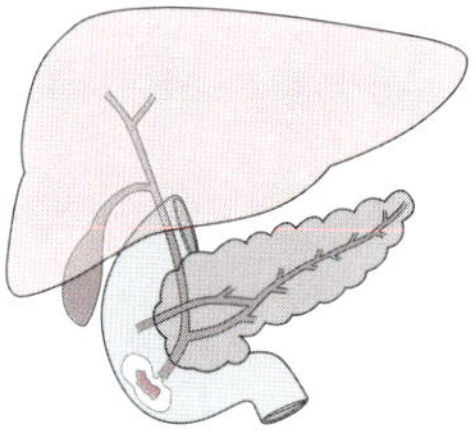

すい臓の働き①……18
すい臓が作り出す「すい液」には、強力な消化酵素が含まれています

すい臓の働き②……20
すい臓は、血糖値を一定に保つために働くインスリンなどホルモンを作り出します

肝臓と胆のうとの連携……22
すい臓と肝臓、胆のうは連携して働いている消化器です

すい臓病になりやすい人……24
飲酒、脂っぽい食事、喫煙、運動不足、睡眠不足を続けている人は要注意です

こんなときはすい臓病を疑う……26
お腹がふくらんで重く感じたり、おへその上や背中に痛みはありませんか?

すい臓病になると、どうなる?……28
急性すい炎は緊急な処置、慢性すい炎やすい臓がんは長期的な治療が必要です

すい臓病と糖尿病……30
血糖値を調整するホルモンを分泌するすい臓が衰えると、糖尿病を発症します

増加するすい臓がん …… 32
臓器別がん死因数で「すい臓がん」は第4位、欧米化した食事により増加傾向にあります

すい臓がんは「がんの王様」 …… 34
早期発見が難しいすい臓がんは「急な血糖値の上昇」に注意しましょう

コラム1 すい臓病と間違われやすい病気 …… 36

第2章 すい臓の病気の検査 …… 37

検査の流れ …… 38
問診、血液検査、尿検査、画像検査、内視鏡検査、組織検査と進みます

問診 …… 40
まず、医師に気になる症状や経過をきちんと説明することは、とても大切です

血液・尿検査① すい酵素 …… 42
すい臓から血液や尿に放出される消化酵素の数値から病状を調べます

血液・尿検査② 腫瘍マーカー …… 44
すい臓がんが疑われる場合、血液に出るがんとなる目印の物質を測る検査をします

画像検査 …… 46
すい臓の内部を見るため、超音波検査、CT、MRI、MRCPなどの検査が行われます

内視鏡／組織検査 EUS・ERCP・PET …… 48
疾患がある部分を詳しく診るために、内視鏡検査や組織検査が行われます

コラム2 すい臓がん「新検査キット」開発に期待！ …… 50

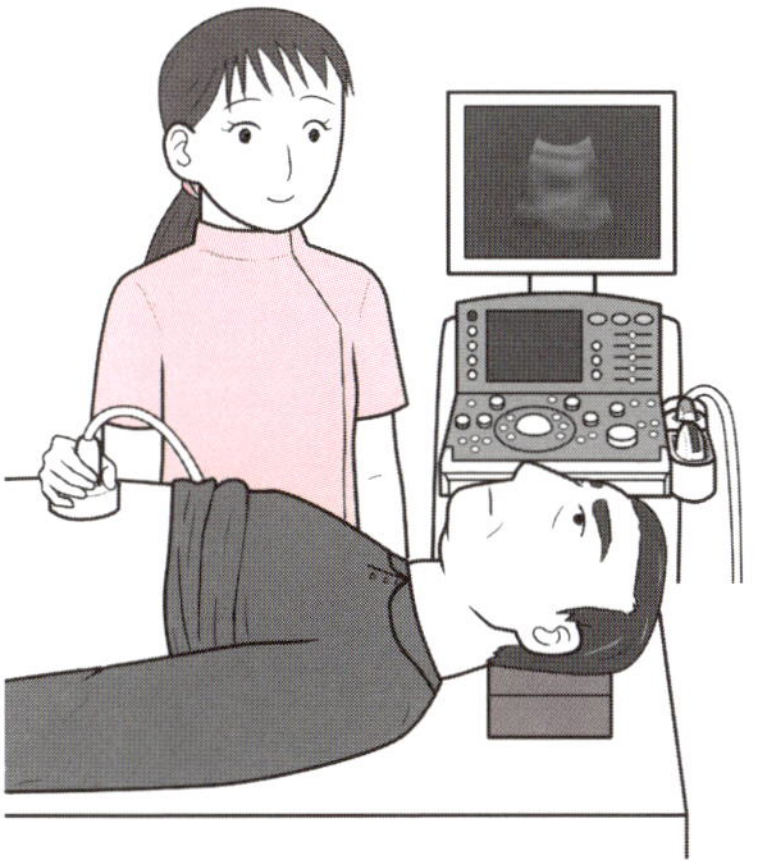

第3章 すい臓の炎症 …… 51

すい臓病の種類 …… 52
すい臓には、外分泌機能が障害される炎症やがん、内分泌機能が低下する糖尿病があります

急性すい炎になりやすい人 …… 54
急性すい炎の二大原因は飲酒と胆石症、男性は50代、女性は70代での発症が多い

急性すい炎の原因 …… 56
すい液に含まれる消化酵素で、すい臓そのものが消化されてしまう病気です

急性すい炎の症状 …… 58
急性すい炎で最も多い症状は、腹部の激痛です重症の場合、早急な処置が必要です

急性すい炎の治療① 軽症 …… 60
急性すい炎の治療は、入院して「痛みの軽減」と「すい臓の安静」が基本です

急性すい炎の治療法② 重症 …… 62
重症の急性すい炎では、集中治療室で全身管理と特殊治療が施されます

急性すい炎の治療法③ 手術 …… 64
急性すい炎が重症化して起こる感染症や合併症を防ぐ手術が行われます

急性すい炎④ 胆石性すい炎 …… 66
胆石症を原因とする急性すい炎の場合は、取り除いて再発防止をします

慢性すい炎になりやすい人 …… 68
慢性すい炎の6割は飲酒、男性は50代、女性は60代での発症がピークです

慢性すい炎の原因 …… 70
慢性すい炎は、すい臓の細胞が破壊されて機能が低下してしまう病気です

慢性すい炎の症状 …… 72
慢性すい炎の症状は初期の「代償期」、後期の「非代償期」に分類されます

慢性すい炎 内科的治療 …… 74
慢性すい炎は、薬物療法や内視鏡治療など内科的治療が中心です

慢性すい炎 外科的治療 …… 76
慢性すい炎に対しても内科的治療だけで対処できない症状には、外科的治療が行われます

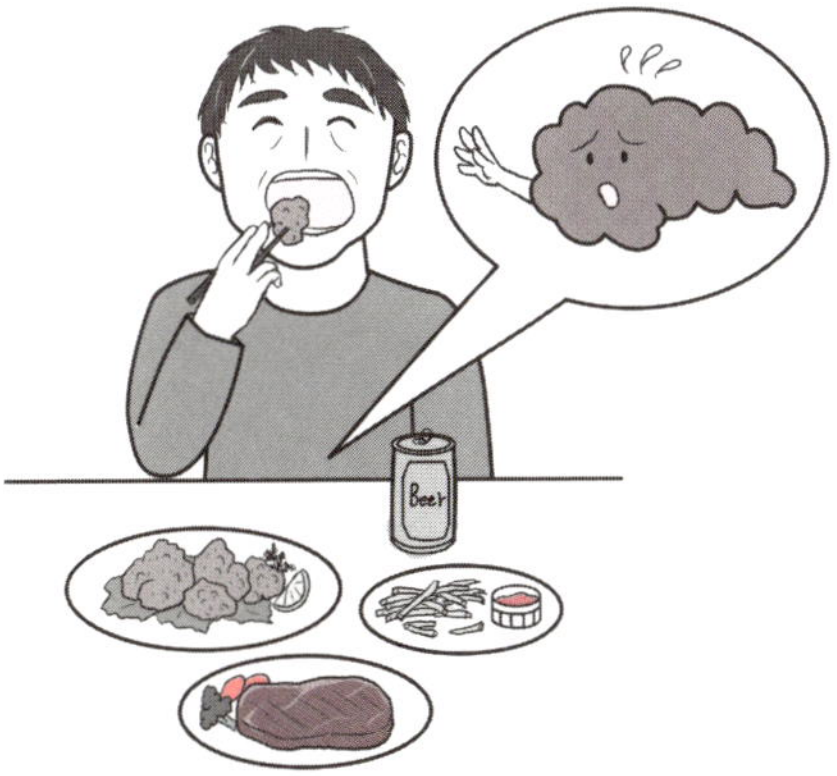
Beer

図解 決定版 すい臓の病気と最新治療＆予防法

慢性すい炎 すい石症 …… 78
「すい石症」がある慢性すい炎からがんになる頻度は健康な人の20〜30倍です

アルコール性すい炎 …… 80
すい炎の中で最も多い原因は飲酒による「アルコール性すい炎」です

コラム3 慢性すい炎の新治療！ すい島の自家移植成功 …… 82

第4章 すい臓の糖尿病 …… 83

「すい性糖尿病」と「低血糖症」 …… 84
「すい性糖尿病」は、糖尿病でありながら「低血糖症」の症状が多く見られます

糖尿病のタイプと「すい性糖尿病」 …… 86
すい性糖尿病は、多くの人が患うⅠ型・Ⅱ型の糖尿病のタイプとは異なります

すい性糖尿病になりやすい人と原因 …… 88
すい性糖尿病の原因となるすい臓の病気の第1位は、慢性すい炎です

すい性糖尿病の症状 …… 90
すい液が充分に分泌されずに「脂肪便」、「栄養障害」、「低血糖」が起こります

もくじ

第5章 すいのう胞とすい臓がん ………… 97

すいのう胞疾患と患者の割合 ………… 98
すい臓にできる袋状の腫瘍で良性と悪性のものがあります

代表的なすいのう胞「IPMN」と症状 ………… 100
すいのう胞疾患の中でも、すい管内乳頭粘液性腫瘍（IPMN）は注目される病気です

代表的なすいのう胞「IPMN」の治療法 ………… 102
すい管内乳頭粘液性腫瘍（IPMN）は、3つに分類され、がん化した場合は切除します

すい臓がんになりやすい人と原因 ………… 104
飲酒や喫煙等がすい臓病の原因となり、年間3万人以上がすい臓がんで亡くなっています

すい臓がん　3つの部位による症状 ………… 106
すい臓がんは腫瘍がある場所で3つに分かれており、症状の違いが見られます

すい臓がん　治療法①　ステージ別の治療方針 ………… 108
すい臓がんは進行度によって4つのステージがあり、治療法が決められます

すい臓がん　治療法②　手術（外科治療） ………… 110
がんができたすい臓の場所や広がり方によって、いくつかの手術方法があります

すい臓がん　治療法③　化学療法など ………… 112
切除手術が不可能な場合、「化学療法」や「放射線療法」などが行われます

コラム5 ………… 114
高額!?　治療効果は？
新しい放射線治療「重粒子線治療」

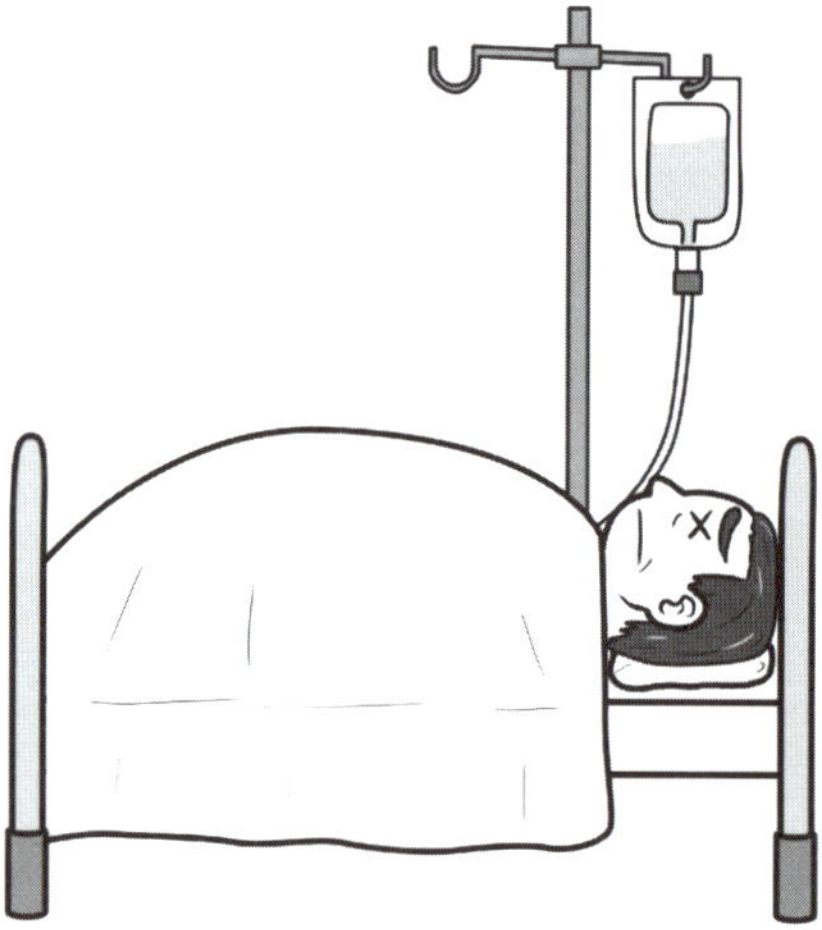

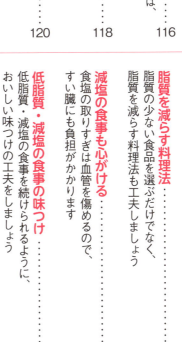

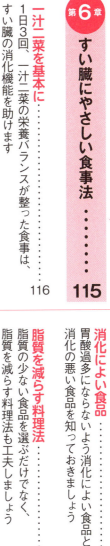

もくじ

すい臓にやさしい主菜のレシピ……138
第1段階　急性すい炎　急性期
　慢性すい炎　急性増悪期
第2段階　慢性すい炎　急性増悪期……140
第3段階　慢性すい炎　腹痛あり
　代償期／非代償期……142
第4段階　慢性すい炎　腹痛なし
　代償期／非代償期……144
コラム6……146
お菓子に含まれる脂質にも要注意！
洋菓子よりは和菓子を

第7章　すい臓にやさしい生活習慣……147

生活習慣の改善……148
時間をかけて進行する生活習慣病予防には、
日常で「一無・二少・三多」を心がけましょう
喫煙の危険性……150
「タバコの三害」ニコチン・タール・一酸化炭素は
すい臓がん発症のリスクも高めます

日常生活で運動……152
「軽い運動を毎日続ける」ことで、
生活習慣病の改善に効果が見られます
ストレス解消法……154
自由に使える貴重な余暇の時間では、
積極的に自分を癒すようにしてみましょう
入浴効果を活用……156
シャワーで済ませずに、入浴効果をうまく活用して
身体をリラックスさせましょう
睡眠の5つのコツ……158
「質のよい睡眠」は、すい臓の健康状態を
改善するだけでなく、心身の回復を促します

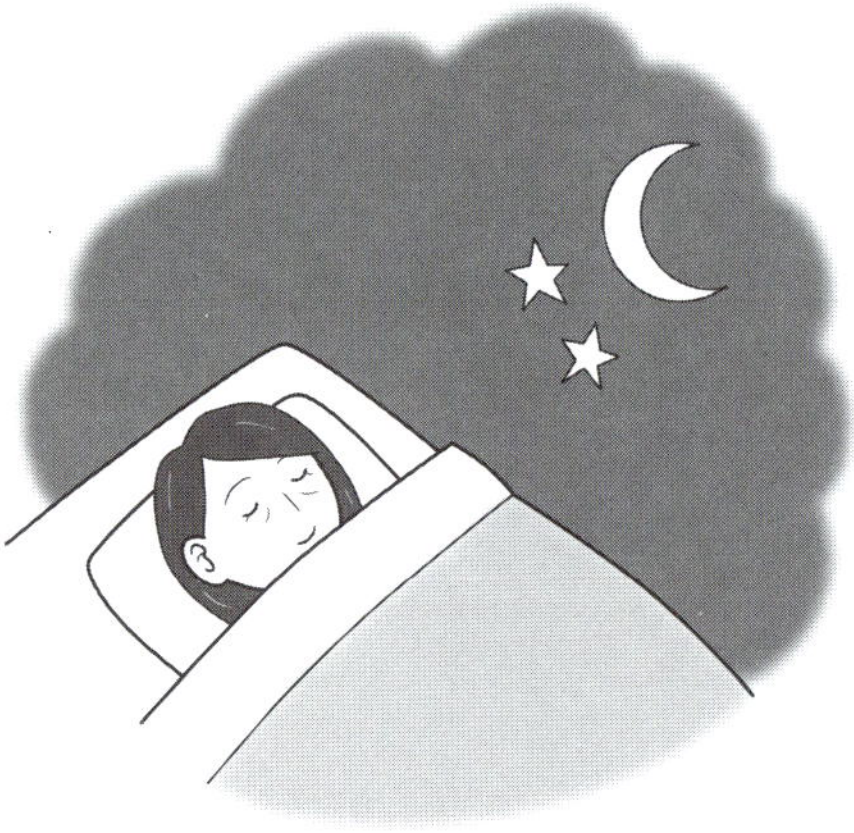

第1章

すい臓病の基礎知識

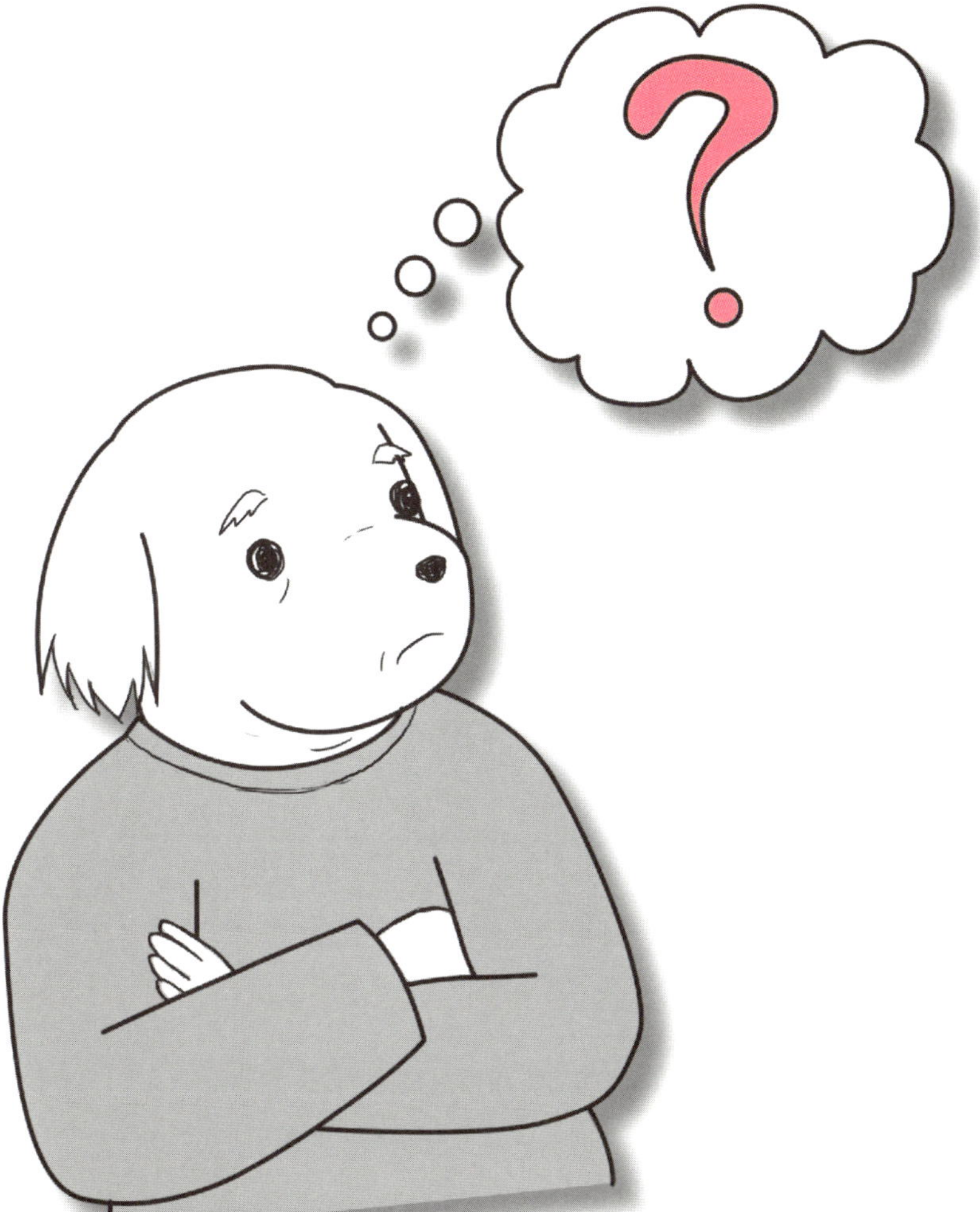

すい臓は「消化酵素を作る工場」ですが、この働きが衰えると「すい臓の病気」になります

すい臓は、おへその上にあるみぞおちから少し下、胃の後ろ側の背中に近いところにあります。すい臓は「消化酵素を作る工場」と言われる臓器で、食べ物を消化するすい液や、血糖を調節するインスリンなどを分泌する働きをしています。

しかし、このすい臓の働きが衰えると、急性すい炎、慢性すい炎、すい臓がん、すい性糖尿病などを発症することになります。

すい臓の病気の原因として、遺伝や自己免疫疾患などもあげられますが、主に生活習慣となっている飲酒や喫煙、睡眠不足、食生活の欧米化による偏食、糖分の摂取過多などが多く見られます。

特にアルコールの飲みすぎが最も多く、急性すい炎の約半数、慢性すい炎の約80％を占めています。すい臓がんも増加傾向にあり、臓器別がん死亡率（2013年）では肺がん、胃がん、大腸がんに次いで、すい臓がんが第4位になりました。これまで第4位であった肝臓がんを上回ったことを考えると、すい臓がんの増加傾向が見られます。

すい臓の場所とその主な病気

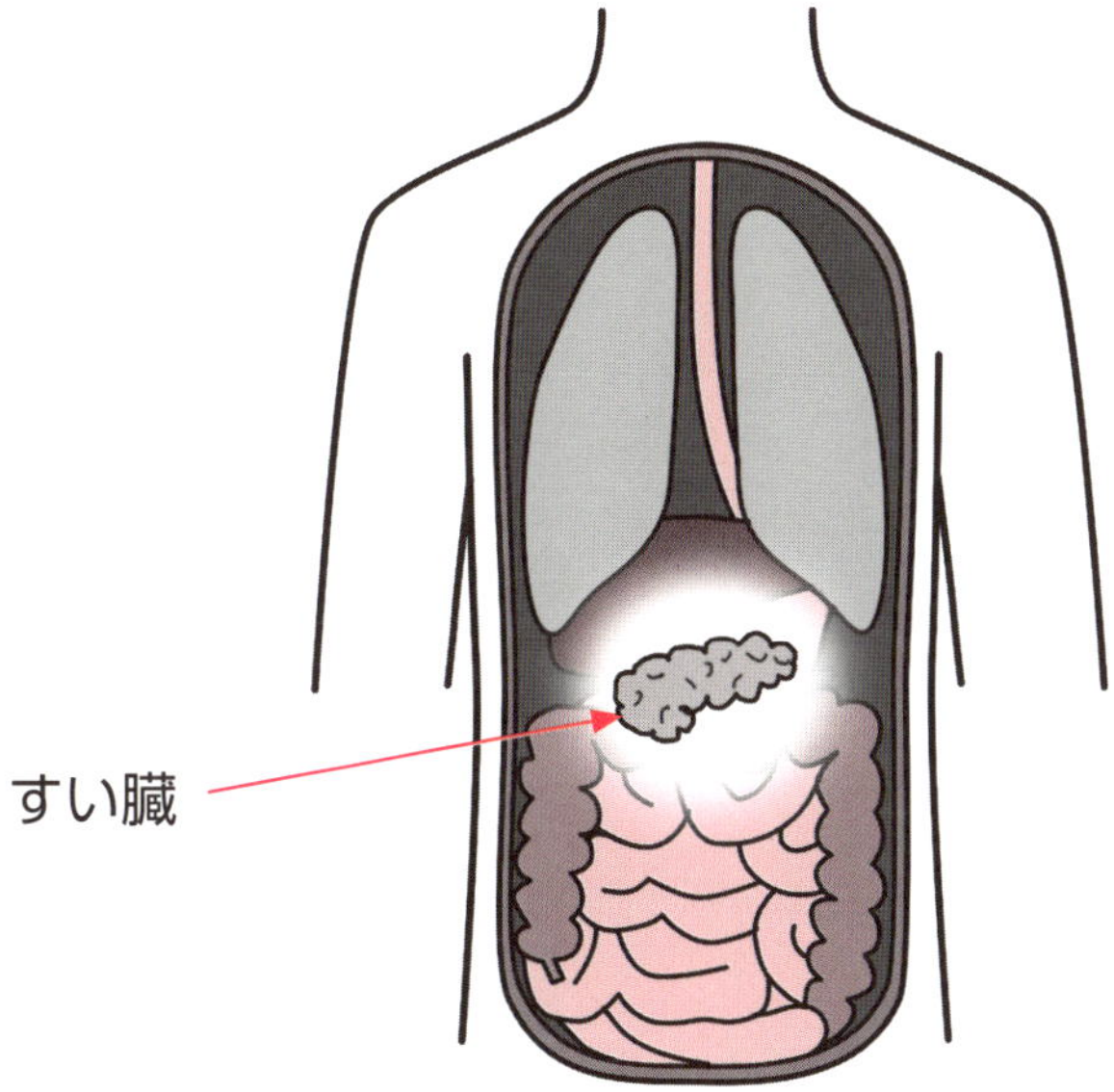

すい臓は
「消化酵素を作る工場」
インスリン・すい液を分泌

主に
生活習慣が原因で病気に

急性すい炎
慢性すい炎
すい臓がん
すい性糖尿病
など

すい臓は十二指腸や胆のう、脾臓《ひぞう》と繋がり、消化器官として大切な役割を果たします

私たちが口から取り込んだ食べ物は食道を通り、胃で3～6時間消化されて、十二指腸に運ばれる間におかゆ状になっています。この食べ物が十二指腸に着くと、ホルモン分泌により、「すい臓」が刺激されて消化酵素であるすい液が出ます。

「すい臓」は胃の裏側の背中に近いところに位置しており、縦に約15㎝、横に約3㎝と細長い、ぶどうの房が連なっているような形状の60～90gの臓器です。

胃や腸のように中身が空洞ではなく、内部には細胞が詰まっていて、食べ物を消化する「すい液」と、血糖値を調整する「インスリン」などのホルモンが生産されています。

十二指腸に近い方から、「すい頭部」「すい体部」「すい尾部」と呼ばれています。すい頭部は、胃を通った食べ物をさらに消化させる十二指腸と、肝臓で作られた胆汁を蓄える胆のうに繋がっています。すい臓の中央には「主すい管」があり、胆管と合流して十二指腸へすい液と胆汁を運んでいます。すい尾部は、血液の健康を維持して免疫を保つ脾臓《ひぞう》に接しています。

すい臓のしくみ

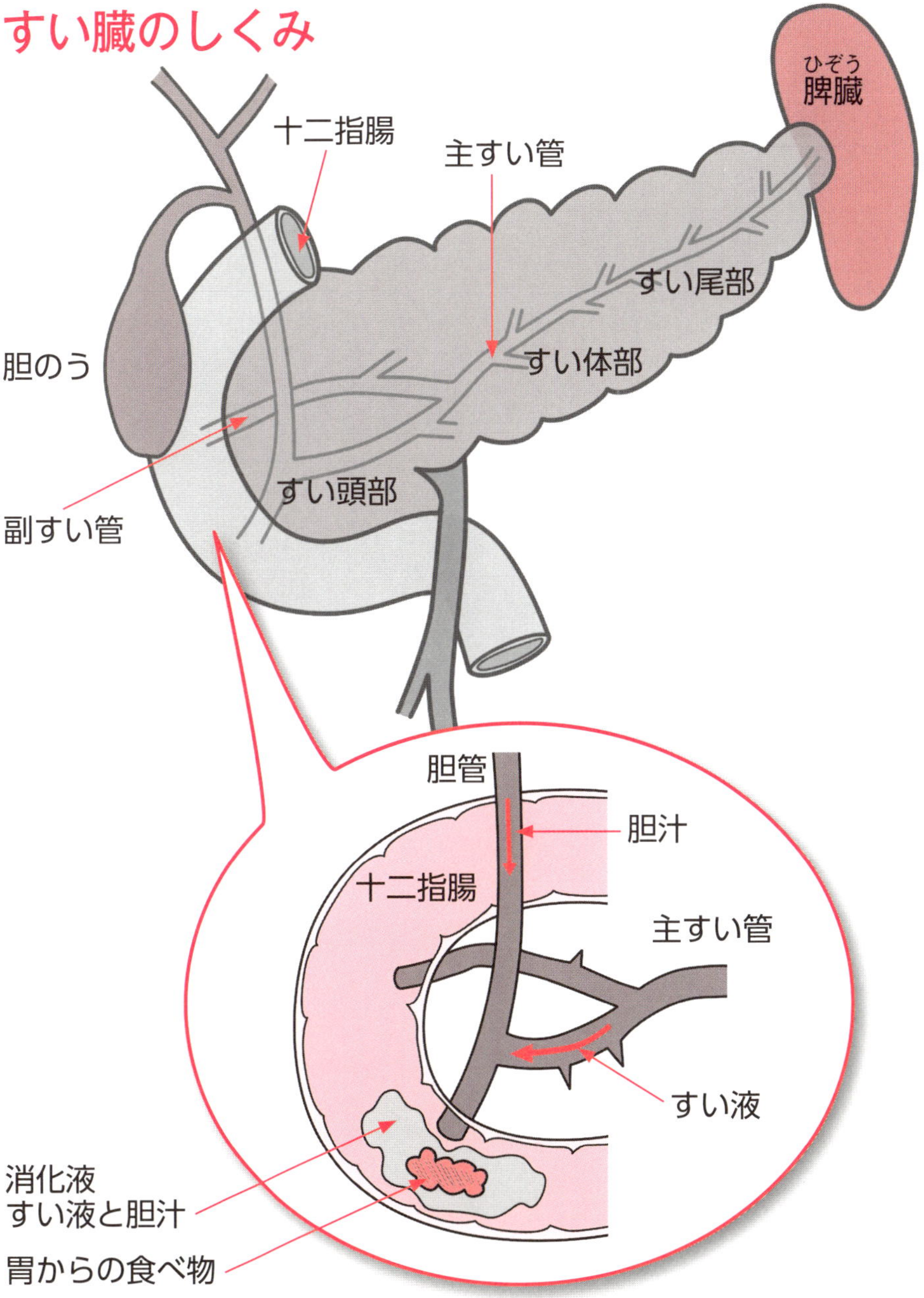
脾臓《ひぞう》
十二指腸
主すい管
すい尾部
胆のう
すい体部
副すい管
すい頭部
胆管
胆汁
十二指腸
主すい管
すい液
消化液
すい液と胆汁
胃からの食べ物

すい臓には、「外分泌機能」と「内分泌機能」という二つの役割があります

すい臓には、主に二つの役割があります。一つは、食べ物の消化を促すためのすい液を作り出す「外分泌」という働きと、もう一つは、体内の細胞が血液中のブドウ糖を活用したり、蓄えたりするのを助けるホルモン（インスリンなど）を作り出し、血糖値をコントロールする「内分泌」という働きです。

すい臓の内部の9割以上は外分泌細胞が占め、残りは島が点在するように浮かぶ内分泌の働きをするランゲルハンス島（※）から成ります。すい島とも呼ばれる小さな球状の細胞はすい臓内部に100万個以上あり、一つひとつが臓器として働いています。

すい臓は1日に約1.5ℓのすい液を分泌し、この中には、三大栄養素である炭水化物、脂質、たんぱく質を分解する消化酵素が含まれています。食べ物の消化吸収を助ける役割を終えたすい液は、体外に放出されるので「外分泌機能」と言われます。

すい臓から血液中に分泌される血糖値を調節するホルモンは、血糖値を常に一定に保つために体内の各臓器に運ばれるのですが、これを「内分泌機能」と言います。

※**ランゲルハンス島**：すい島。すい臓内部の細胞の集合体で、ドイツの病理学者パウル・ランゲルハンスによって発見されたことに由来する。

すい臓の二大役割

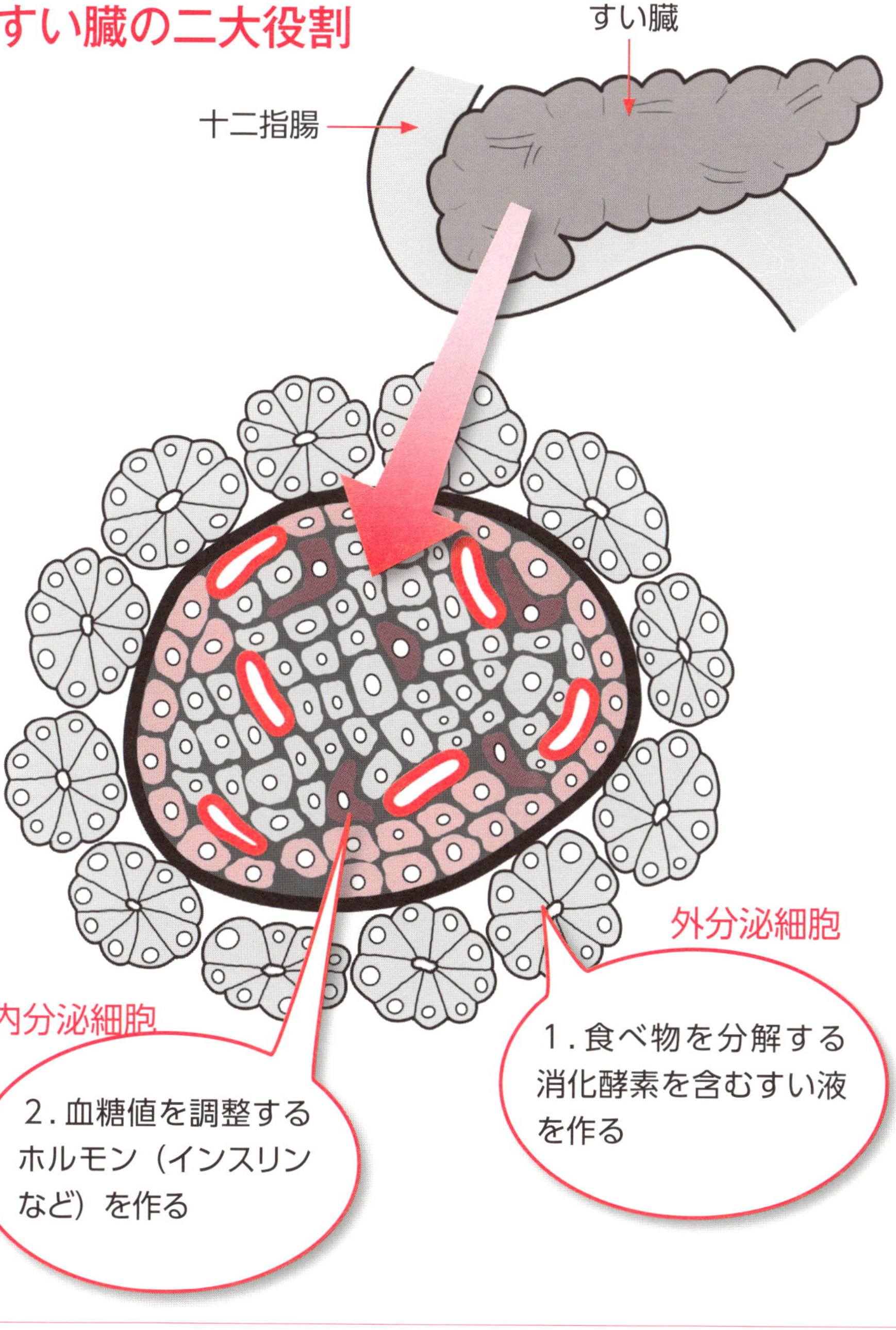
すい臓
十二指腸
外分泌細胞
内分泌細胞
1．食べ物を分解する消化酵素を含むすい液を作る
2．血糖値を調整するホルモン（インスリンなど）を作る

すい臓が作り出す「すい液」には、強力な消化酵素が含まれています

すい臓の二大役割である「外分泌機能」では、食べ物を消化吸収する「すい液」が作り出されるので「消化酵素を作る工場」とも言われますが、このすい液には、どのような消化酵素が含まれているのでしょうか。

消化液というと、唾液《だえき》や胃液を思い浮かべる人も多いと思いますが、最も強力な消化の働きをしているのはすい液です。

すい液に含まれる消化酵素は、三大栄養素を分解します。米やめん類、パンなど炭水化物を分解する「アミラーゼ」、肉や魚、卵や豆腐などたんぱく質を分解する「トリプシン」、肉の脂身やバター、牛乳、植物油など脂質を分解する「リパーゼ」があります。

すい液は、成人で約1.5ℓも分泌されている、無色透明の弱アルカリ性の液体で、十二指腸に流れ込み、胆汁と混合することで活性化し、消化能力を発揮します。強力な消化能力を持つすい液が、何らかの理由で、すい臓内部で活性化してしまうと、すい臓自身を自己消化してしまい、すい炎を発症してしまいます。

すい臓の外分泌細胞とその働き

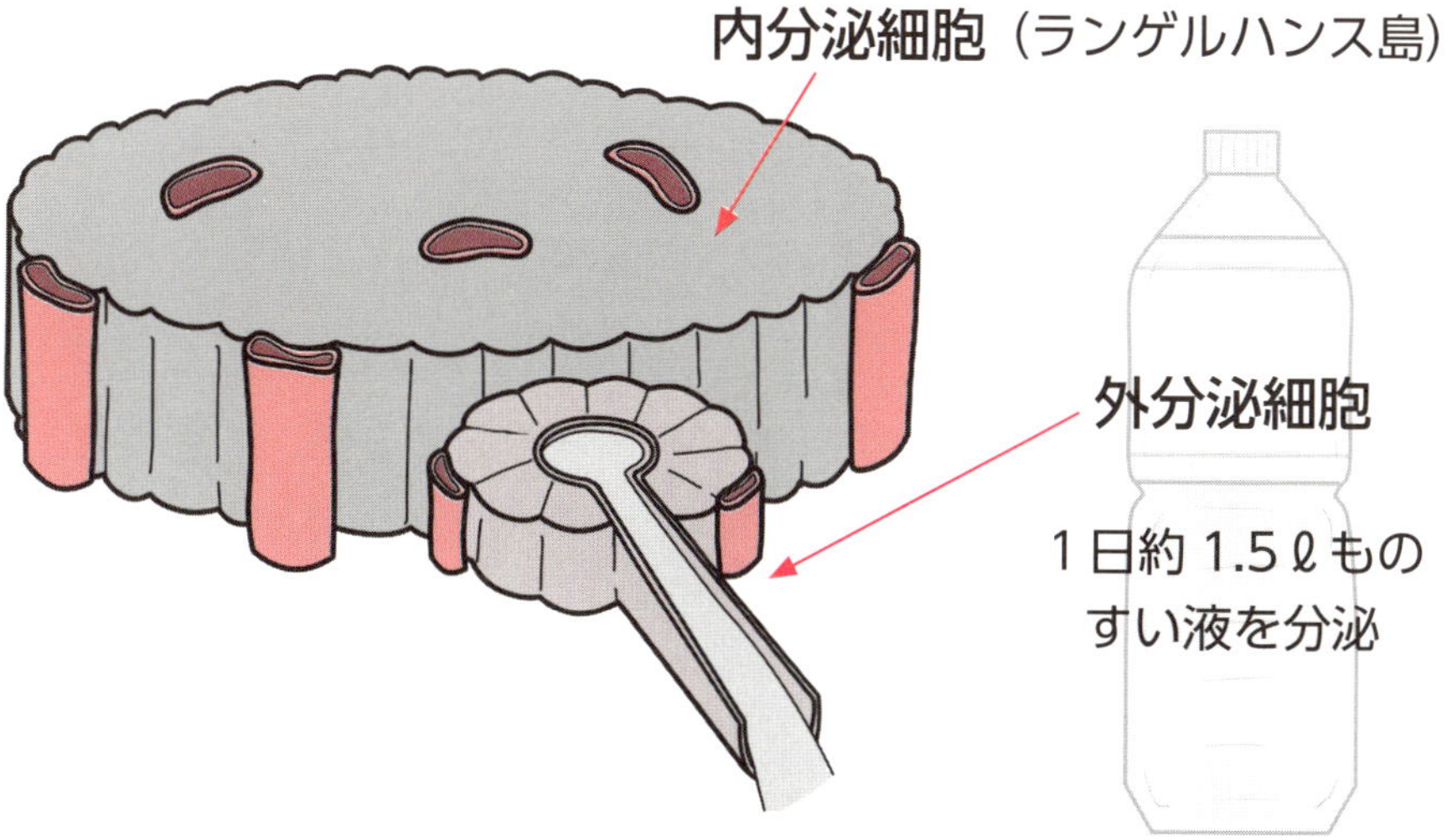

すい液は三大栄養素を分解する消化酵素を含む

アミラーゼ ―― 炭水化物を分解する

トリプシン ―― たんぱく質を分解する

リパーゼ ―― 脂質を分解する

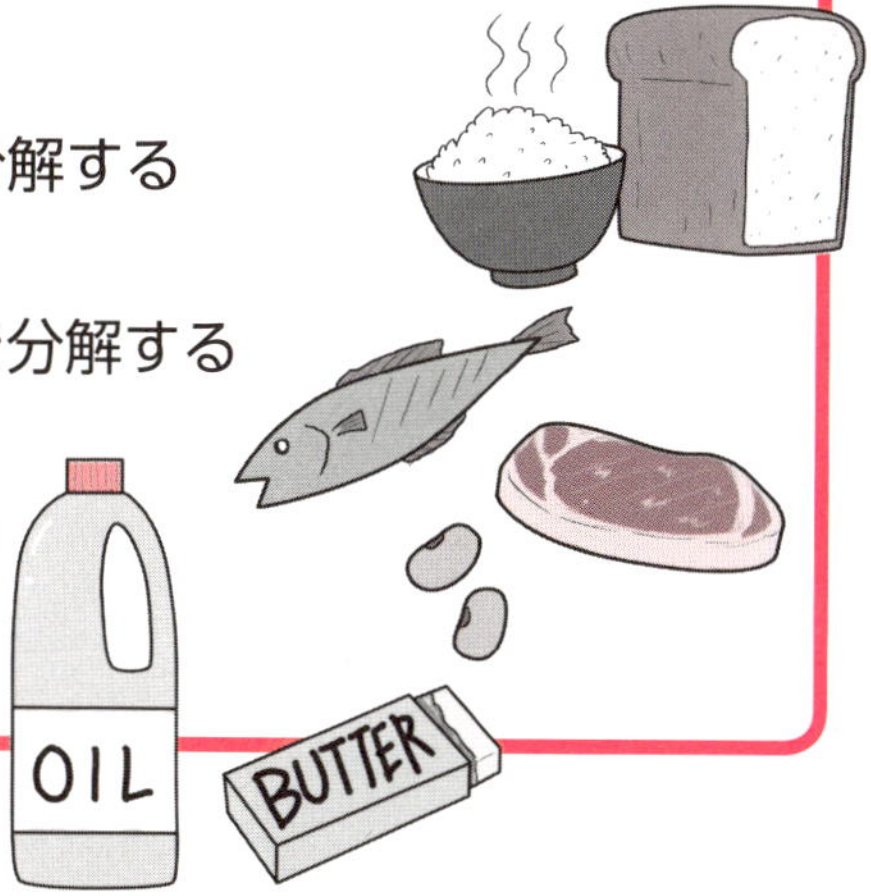

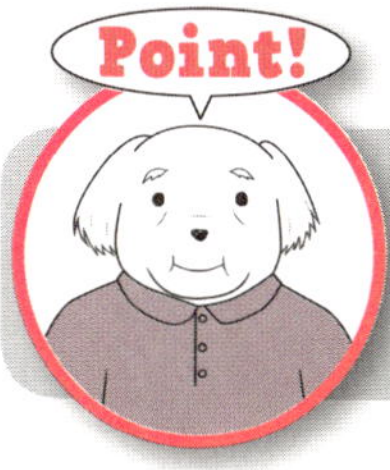

すい臓が作る「すい液」は 強力な消化液

すい臓は、血糖値を一定に保つために働くインスリンなどホルモンを作り出します

すい臓の二大役割のうち、もう一つは体内の血糖値を調節するホルモンを作り出す「内分泌機能」ですが、これはどのような仕組みで働くのでしょうか。

ホルモンが作られるのは、すい臓の中にあるランゲルハンス島という所で、それぞれ異なるホルモンを生成する3つの種類の細胞が集合して構成されています。

この島を構成する細胞群のうち、最も多いのは75〜80%を占める主要細胞で、インスリンを分泌する働きを持つB細胞、次に15〜20%を占める血糖値を調節するグルカゴンを分泌するA細胞、残りの約5%がソマトスタチンを生成するD細胞です。

インスリンは、血糖値を下げる働きをするホルモンです。食後、血中のブドウ糖が増えると、余分なブドウ糖を血中から除くよう体内の細胞へ指令するためにB細胞から分泌されます。グルカゴンは血中の糖分が下がると分泌されて、肝臓に蓄えられたグリコーゲンがブドウ糖に変えられて血中に放出されます。すい臓のD細胞で産生されるソマトスタチンは、インスリンとグルカゴンの分泌を抑制する働きをします。

すい臓の内分泌細胞とその働き

内分泌細胞（ランゲルハンス島）

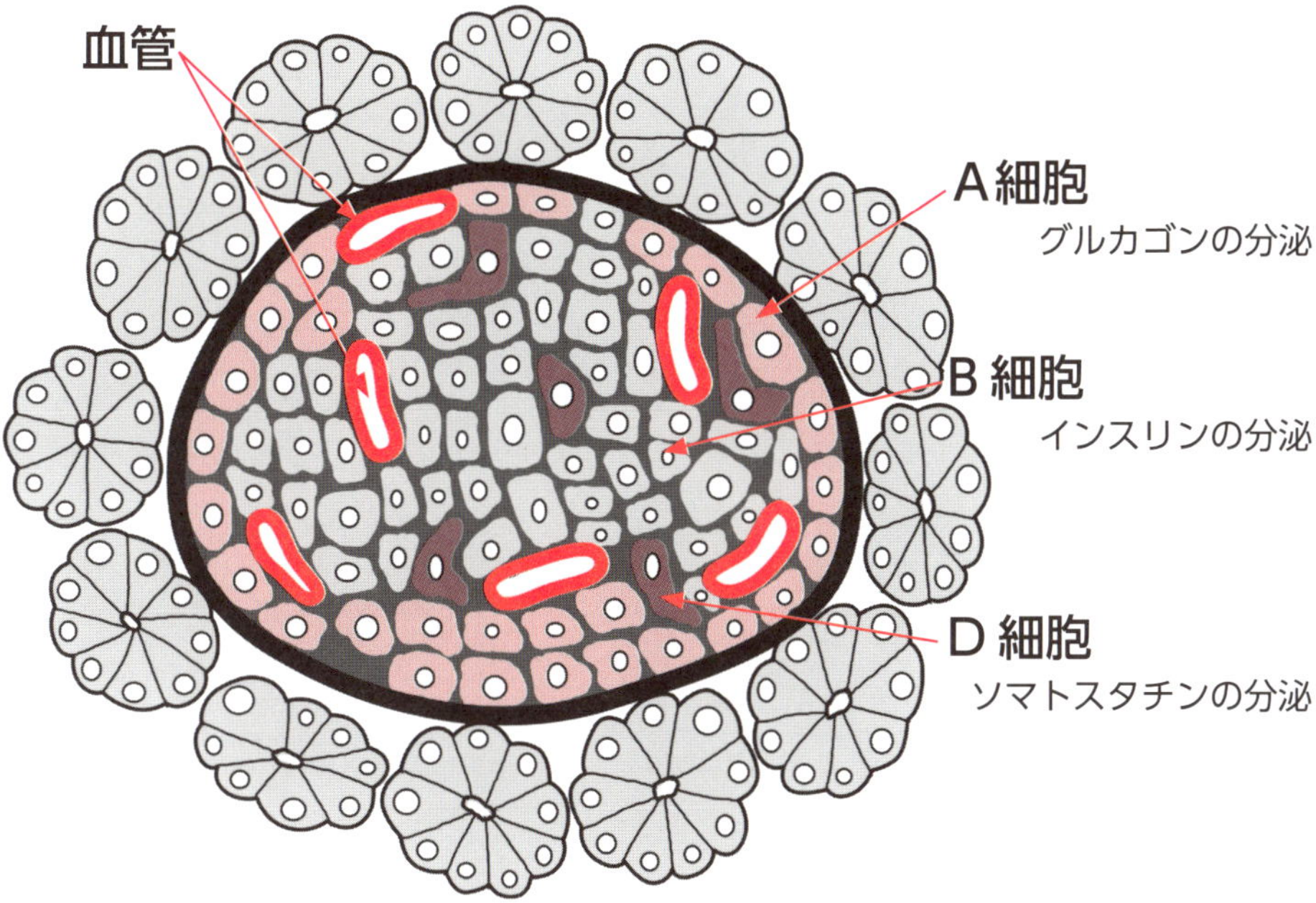

血糖値を一定に保つホルモン

インスリン —— 血糖値を下げる
グルカゴン —— 血糖値を上げる
ソマトスタチン —— インスリンとグルカゴンの分泌を抑制する

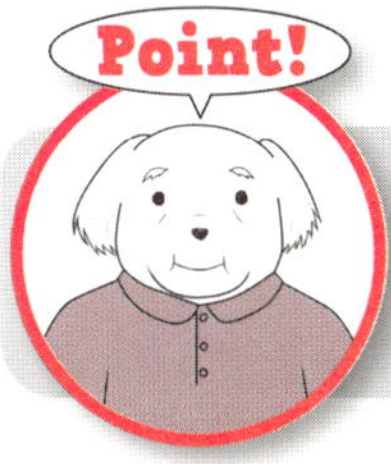

すい臓は血糖値を一定に保つホルモンを作る

すい臓と肝臓、胆のうは連携して働いている消化器です

すい臓と肝臓、胆のう――この3つの臓器は連携して働いている消化器です。

肝臓は右側肋骨の内側にあり、内臓の中で最も大きく、その重さは男性で約1400g、女性で約1200gあります。肝臓の主な3つの働きは、①食べ物から取り入れた栄養素の代謝、②アルコールやアンモニアなど有毒物質の解毒、③脂肪の消化・吸収に欠かせない胆汁の産生です。胆汁は、1日に700〜1000㎖作られています。

胆のうの主な二つの働きは、栄養素のうち脂質を消化しやすくするため、①肝臓で作られた胆汁という消化液を蓄えておくこと、②食べ物が十二指腸に流れ込んできたときに、胆汁をタイミングよく出すことです。

胃を通過した食べ物が十二指腸に達すると、胆のうから伸びる胆管から胆汁、すい臓からすい管を通してすい液が同時に放出されます。

食べ物の消化・吸収をするために連携して働く、すい臓と肝臓、胆のうですが、しばしばこの3つが関連して、食事と生活習慣に起因する病気を起こすことがあります。

すい臓・肝臓・胆のうの３つの臓器の連携

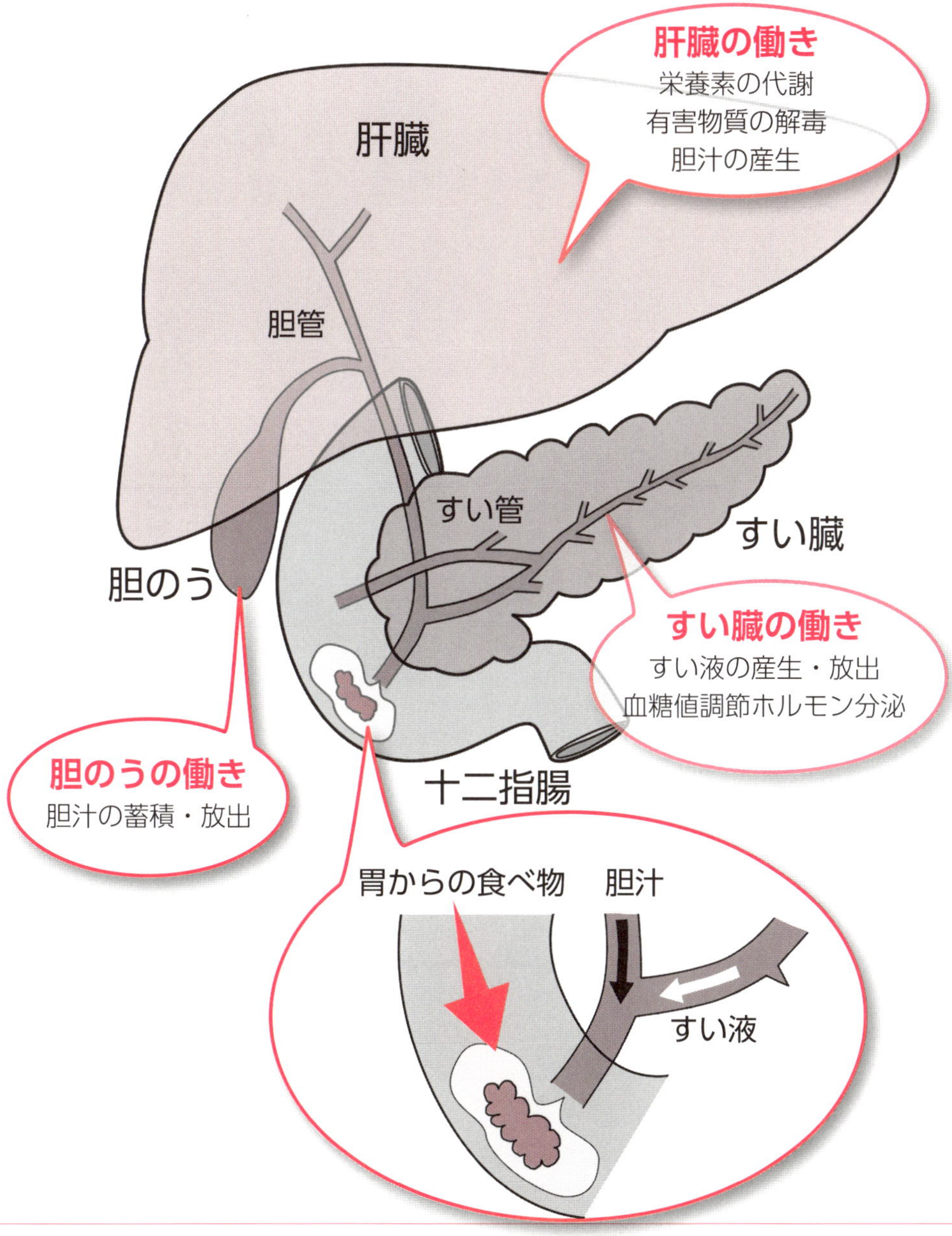

飲酒、脂っぽい食事、喫煙、運動不足、睡眠不足を続けている人は要注意です

すい臓の病気になる原因として、遺伝によるものもありますが、お酒の飲みすぎに起因するものが最も多く、急性すい炎の約半数、慢性すい炎の約80％弱を占めています。

お酒を飲むときにほとんど食事を取らない、肉料理や揚げ物、甘い物を多く取る食事が続いている、ほとんど運動しない、睡眠時間が不規則になりがち、職場や家庭で過度にストレスをためてしまうなどは、すい臓に悪影響を与えます。また、肥満の人もすい臓病になりやすく、喫煙をする人は、すい臓がんの罹病率が二倍になると言われます。

すい臓病のうち、急性すい炎や慢性すい炎、すい性糖尿病は40代の働き盛りの世代から見られ、すい臓がんの発症リスクは高齢者になるほど高く、60代から多く見られるようになります。

すい臓は胃や十二指腸などに囲まれ、身体の深部に位置しているため、病気の早期発見が難しい臓器です。初期段階では特に症状はなく、自覚症状が出たときには進行しているケースが多いので、治療が手遅れにならないよう検診を受けることが大切です。

すい臓病になりやすい人の生活

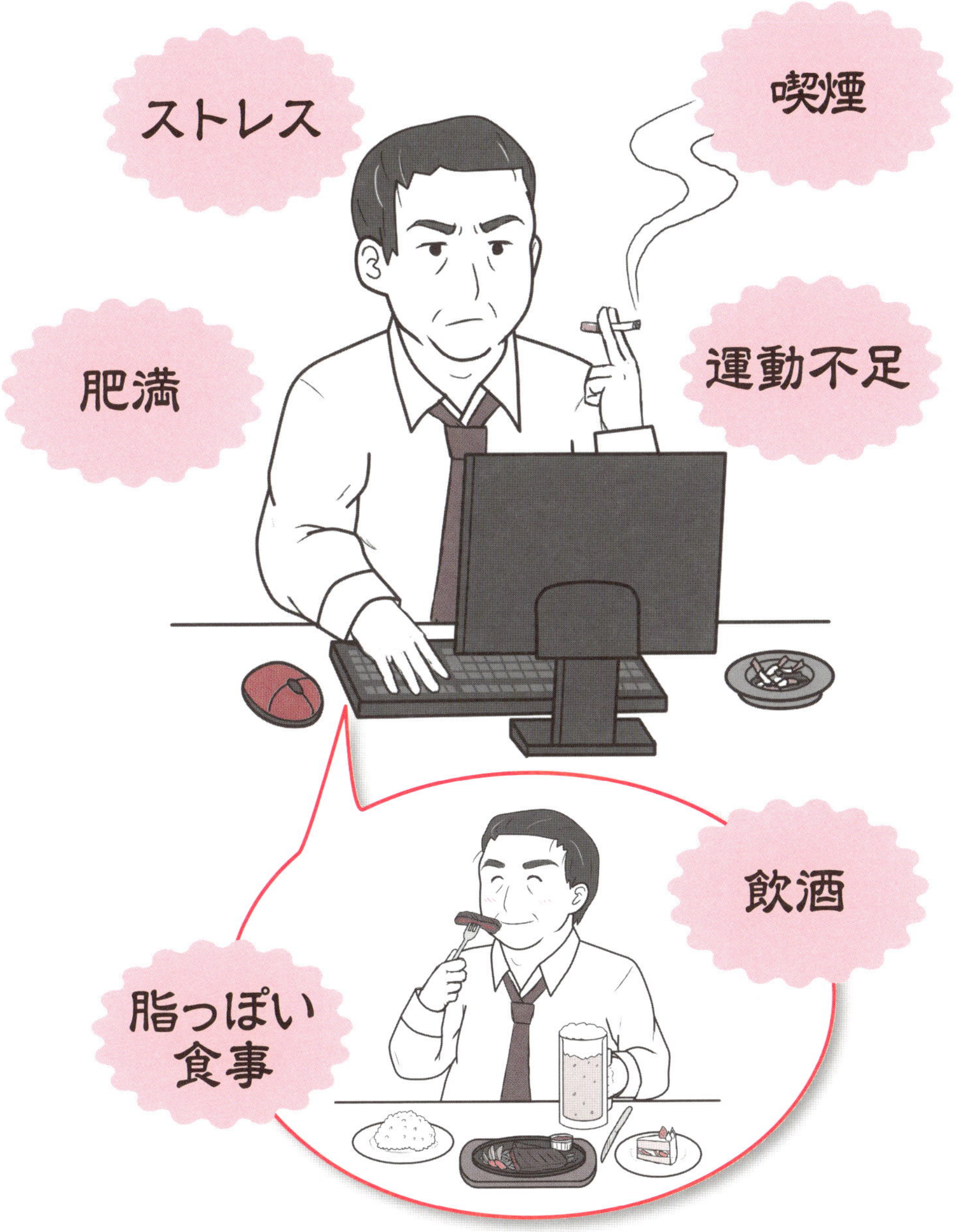
ストレス
喫煙
肥満
運動不足
飲酒
脂っぽい食事

お腹がふくらんで重く感じたり、おへその上や背中に痛みはありませんか？

すい臓病になると、どのような症状が起こるのでしょうか。

急性すい炎では、食事や飲酒の後に急に胃やおへその上あたりが痛みます。腹部の一部だけでなく腹部全体に痛みを感じ、背中が痛むこともあります。重症になると、腹部の激痛だけでなく、発熱、呼吸困難、血圧低下や頻脈、冷汗など、全身にショック症状が起こるので、この場合は病院での急診が必要となります。

慢性すい炎では、急性と同じような症状もありますが、持続的に腹部や背中に軽く痛みを感じることもあります。また、ときには腹痛をともなわず、長く腹部に膨満感《ぼうまんかん》や重圧感があり、吐き気やおう吐をもよおすことがあります。身体がだるく、食欲不振や下痢から体重が減少することもあります。トイレを利用するときは、尿量の減少、尿の色が茶色っぽい、便が白っぽいなどの症状に気をつけましょう。ケガをしたときに出血しやすく、血が止まりにくいなどの傾向が見られます。すい臓の炎症が続くと、のどが渇くなど糖尿病の症状や肌が黄色くなる黄疸《おうだん》が現れることもあります。

こんな症状はすい臓病かもしれない

急性すい炎

胃やおへその上付近、
腹部全体の痛み

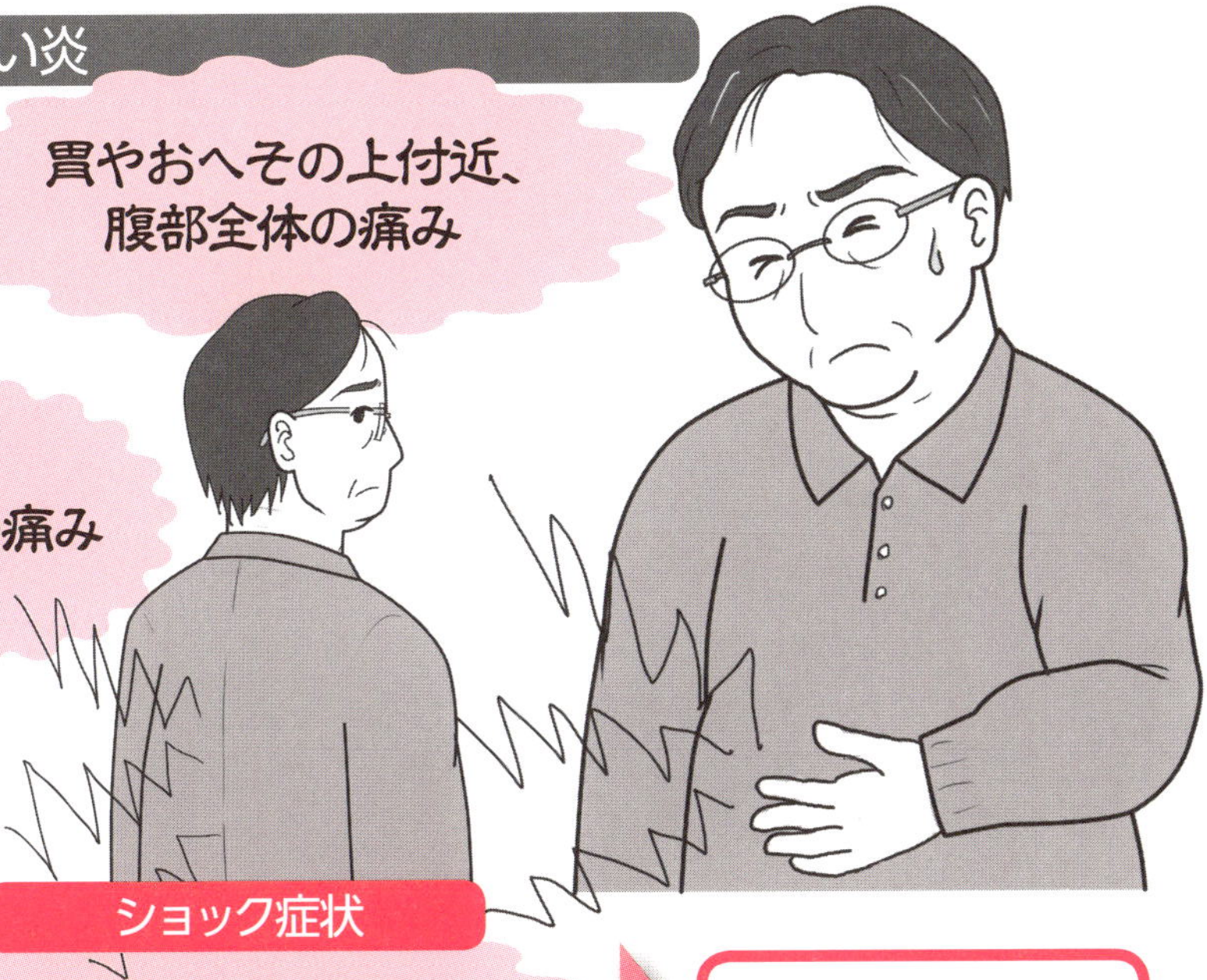

背中の痛み

ショック症状

発熱・呼吸困難
血圧低下・頻脈・冷汗

→ **急いで病院へ**

慢性すい炎

だるさ・吐き気・おう吐
食欲不振・下痢・体重の減少

出血しやすい
血が止まりにくい

尿量減少・尿の色が茶色い
便が白っぽい

糖尿病の症状

のどが渇く

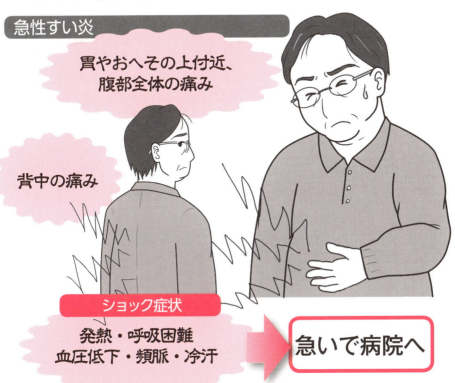

急性すい炎は緊急な処置、慢性すい炎やすい臓がんは長期的な治療が必要です

急性すい炎の症状は、胃やおへその上の腹痛や背中まで広がる激痛や吐き気です。飲酒や脂っぽい食事をすることですい液の分泌が高まり、飲食後に数時間してから発症します。通常は1～2日で痛みは消えますが、重症の場合、発熱、呼吸困難、血圧低下などショック症状から死に至るケースもあります。急性すい炎は、軽症、重症にかかわらず入院して絶食、絶飲することが治療の基本です。口から栄養を摂取すると、すい液が分泌されて、すい臓が自己消化してしまうため、点滴で栄養補給や薬物療法が行われます。

慢性すい炎の初期は腹痛が続きますが、さらに症状が悪化すると腹痛が消えて、消化不良により下痢や脂肪便（※）などが見られるようになります。すい臓の細胞が破壊されたことで、栄養の消化吸収や糖分の代謝機能が衰えて糖尿病を併発しやすくなります。治療として、すい臓の細胞が破壊することを止め、糖尿病の悪化を防ぎ、痛みを抑えるために薬物療法や食事療法が行われます。すい臓がんは、すい臓にできる悪性腫瘍で、その進行度によって、切除手術や化学療法、放射線療法などの治療が施されます。

※**脂肪便**：消化されない脂肪が便と一緒にドロドロの状態で排出される。軟らかくて量が多く、色が薄い便。

すい臓病になると、どうなる？

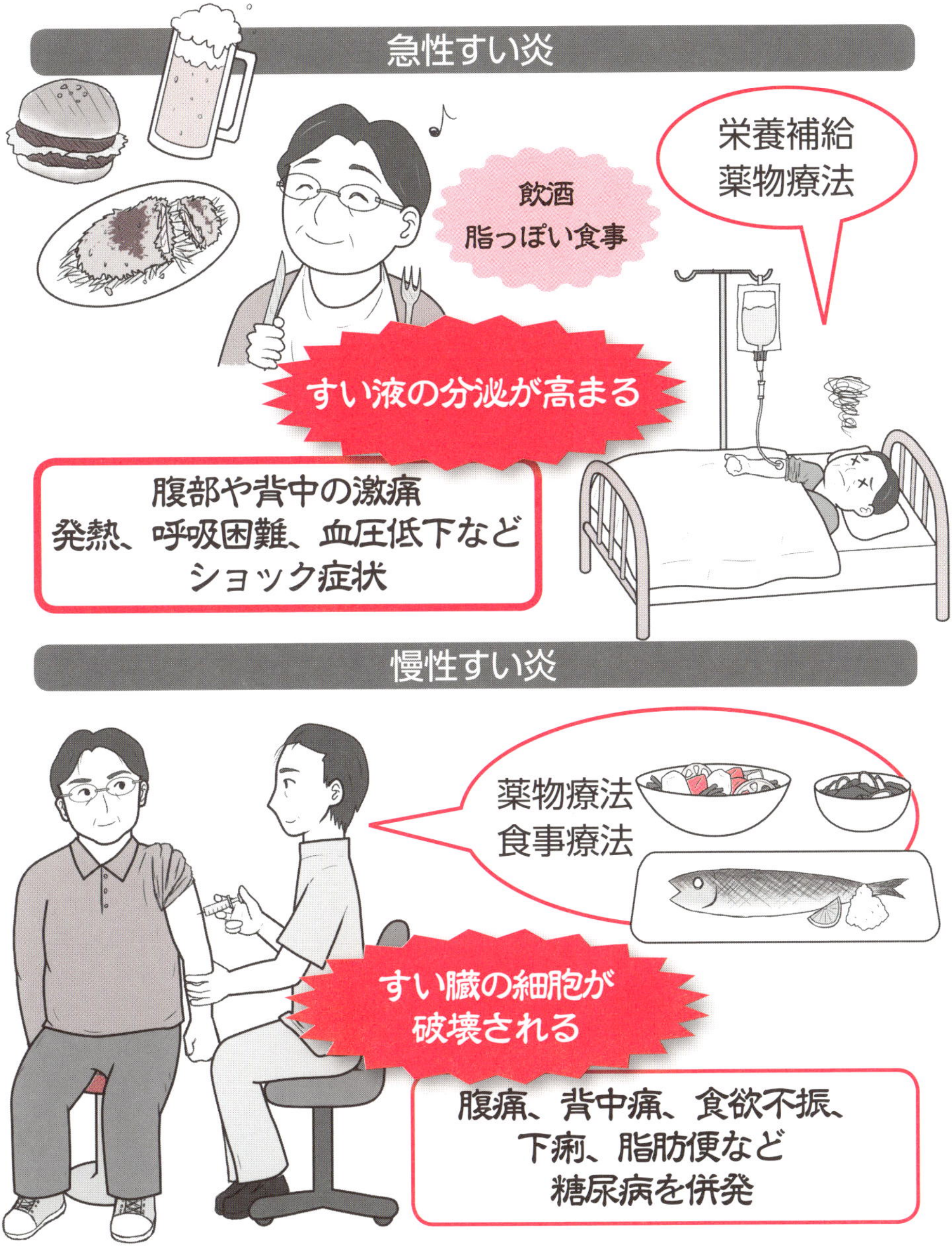

血糖値を調整するホルモンを分泌するすい臓が衰えると、糖尿病を発症します

すい臓の病気と糖尿病には密接な関係があります。

慢性すい炎やすい臓がんが原因で、すい性糖尿病を発症することがあります。急に糖尿病になった、従来の糖尿病が悪化した場合も、すい臓病を疑ってみることも必要です。

すい臓の二大役割の一つは、体内の血糖値を調節するホルモンを作り出すことですが、すい臓病でこの働きが障害されると、このホルモン分泌がうまくいかなくなります。血糖値を下げるインスリン分泌が減少して高血糖の状態になる糖尿病もありますが、血糖値を上げるグルカゴン分泌が減少することで起こる低血糖症にも注意が必要です。

すい性糖尿病は「他の疾患、病態に伴う種々の糖尿病」にあたる二次性の糖尿病です。低血糖症は、糖尿病治療薬や空腹時のアルコール摂取などで起こります。

糖尿病になると、のどが渇く、空腹感、多飲多尿、倦怠感、体重減少、身体のむくみなどの症状が現れます。低血糖症では、糖尿病と同様に空腹感、倦怠感などの症状も見られますが、頭痛や動悸、眠気や発汗、言葉がうまく出ない症状などがあります。

すい臓の病気と糖尿病は密接な関係がある

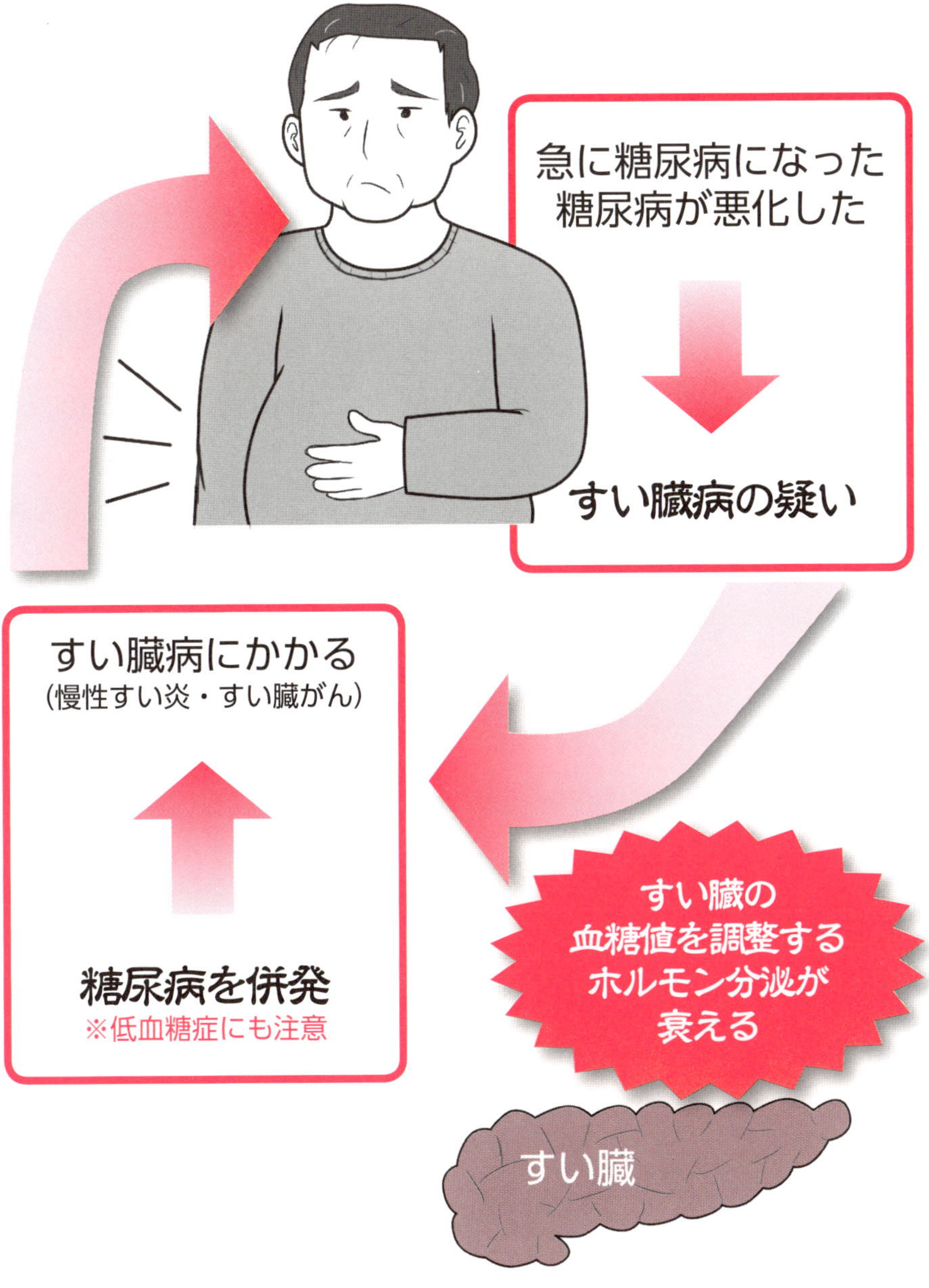

臓器別がん死因数で「すい臓がん」は第4位、欧米化した食事により増加傾向にあります

わが国において、すい臓がんで死亡する確率は男性で54人に1人、女性で64人に1人というデータがあります。2013年にすい臓がんで死亡した人は、男性で1万5873人、女性で1万4799人。毎年3万人以上の方がすい臓がんで死亡しています。

がんを患った臓器ごとに死亡者数を見ていくと、男性は肺、胃、大腸、肝臓、すい臓の順、女性は大腸、肺、胃、すい臓、乳房の順に多く、男女計では、すい臓がんは第4位にあたります。また、高齢化などの影響を取り除き、臓器別にがん死亡率の増加を調べた場合、男女ともすい臓がんは増加傾向にあります。

すい臓がんが増えている原因として、近年の食生活の欧米化による野菜不足があげられています。喫煙、コーヒーやアルコール、糖分を多く含む飲料、肉類や脂肪分の過剰摂取、過度なストレスを受けるなど日頃の生活習慣も発症リスクを高めます。

また、糖尿病や胆石症・胆のう炎、急性すい炎、慢性すい炎にかかったことがある人は、すい臓の機能の低下により、すい臓がんにかかる危険性が高いとされています。

臓器ごとのがん死亡者数で「すい臓がん」は第４位

がん死亡数が多い部位（2013年）

	1位	2位	3位	4位	5位
男	肺	胃	大腸	肝臓	すい臓
女	大腸	肺	胃	すい臓	乳房
男女計	肺	胃	大腸	すい臓	肝臓

がん年齢調整死亡率年次推移（1958年～2013年）

すい臓がんは増加傾向にある

臓器別がん死亡率の推移

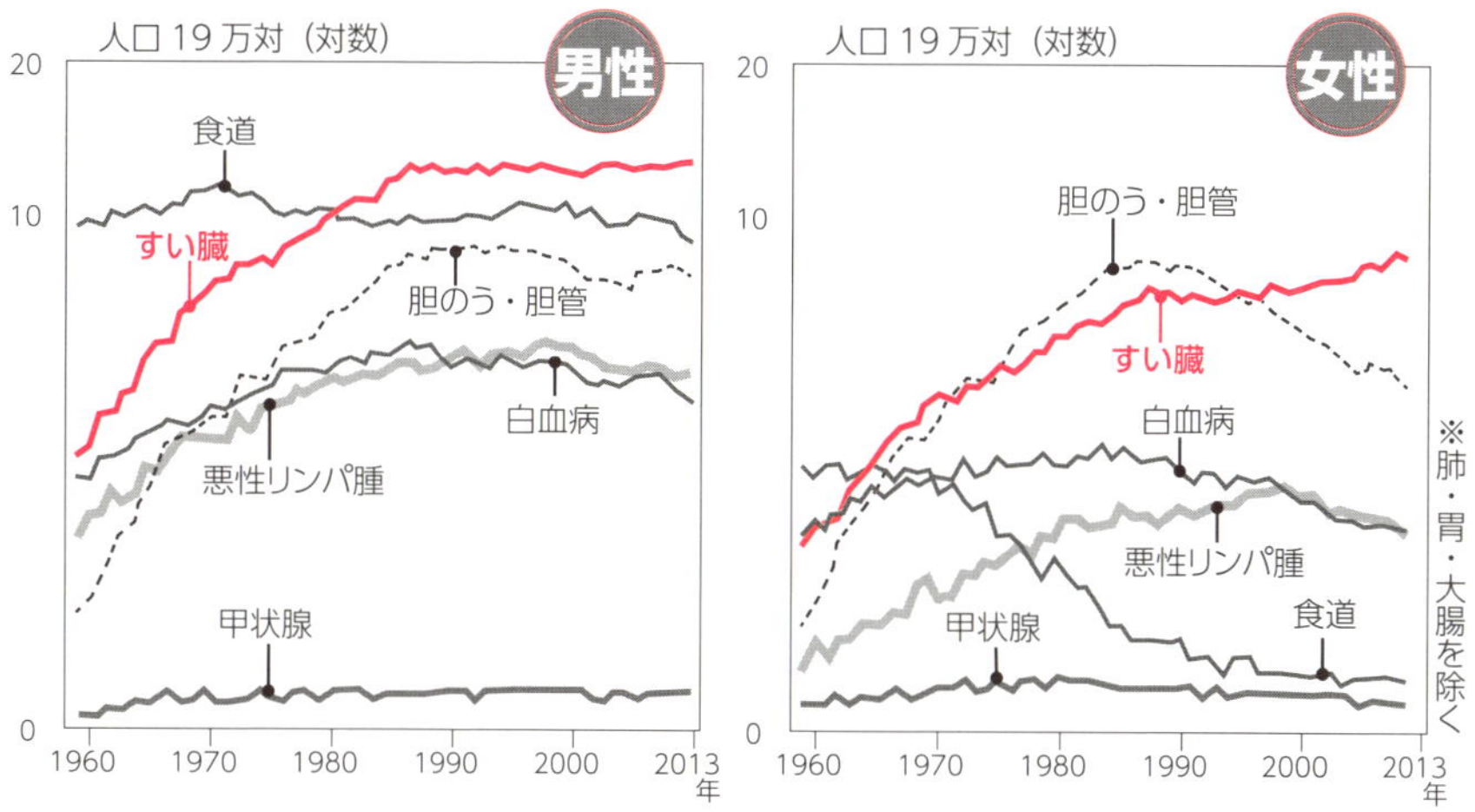

早期発見が難しいすい臓がんは「急な血糖値の上昇」に注意しましょう

わが国では、多くの人がすい臓がんで亡くなっていますが、残念ながら、すい臓がんの発見や治療はいまだに難しく「がんの王様」と称されることもあります。

すい臓は小さく、体の深部に位置しており、胃や十二指腸などさまざまな部位に囲まれていて、異変を早期に発見するのが難しい臓器です。すい臓がんの約80％は最も進行した状態で見つかることが多く、他の臓器にも転移が見られ、治療効果を期待して手術が行えるケースは少ないのです。すい臓がんの切除手術ができた20～40％のケースでも、3年以内に再発する可能性は高く、全体で5年生存率は10％程度と言われています。

また、肝臓と同様に「沈黙の臓器」と言われ、初期にはほとんど症状が現れません。症状が進行すると、腹痛や背中痛、食欲低下や体重減少、黄疸などが現れますが、これらはすい臓がんに限られたものではないので、医師とよく相談して治療を進めましょう。

早期発見の一つのポイントとして、すい臓に異常が現れるとインスリンの分泌量が減るため、「普段とは違う血糖値の急激な上昇に注意を払う」ことが重要です。

すい臓がんは「がんの王様」

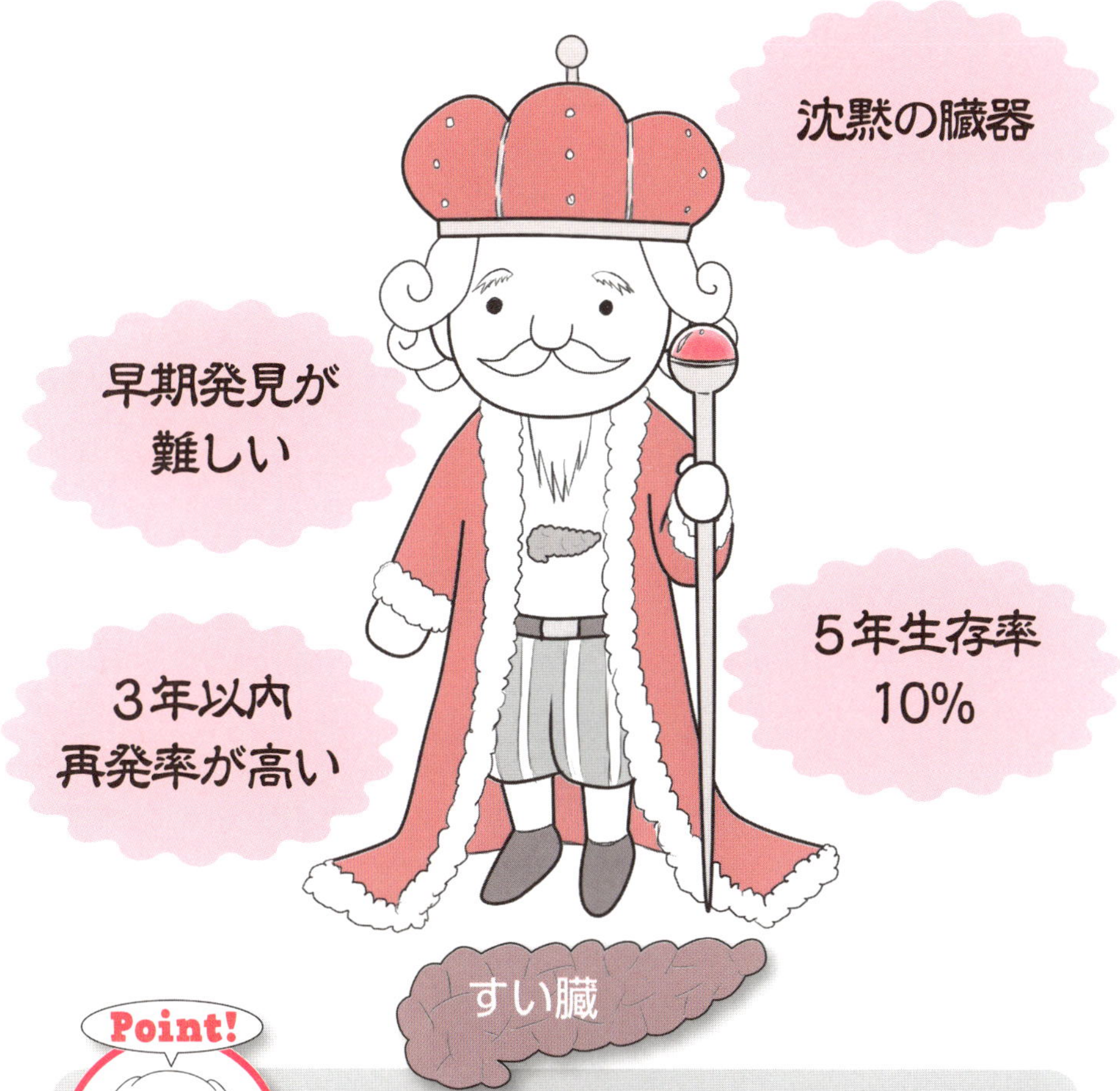
沈黙の臓器
早期発見が
難しい
5年生存率
10%
3年以内
再発率が高い
すい臓

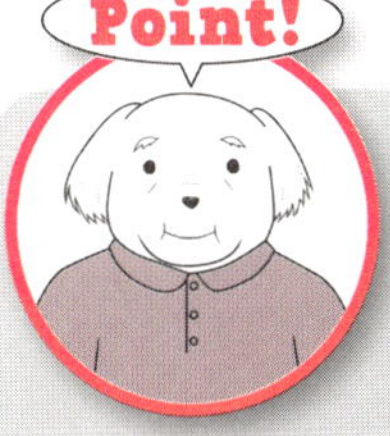
Point!

早期発見のポイント

血糖値の急激な上昇に注意を払う

健康診断などで気をつける数値

空腹時血糖

尿糖

HbA1c
(ヘモグロビンエーワンシー)

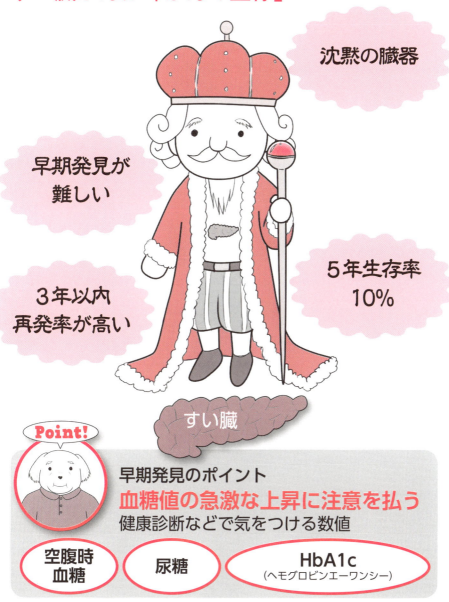

コラム1

すい臓病と間違われやすい病気

すい臓病の特徴的な症状は上腹部の痛みですが、その痛みが腹部周辺に広がるため、すい臓病以外の病気と間違われるケースも少なくありません。強い腹痛を覚える病気は、急性胃炎、胃潰瘍（いかいよう）、胆石、胆のう炎、腸閉塞などの場合もあります。軽い腹痛がある場合は、食道炎や慢性胃炎の可能性もあります。医師に相談しながら慎重に症状を診断していきましょう。

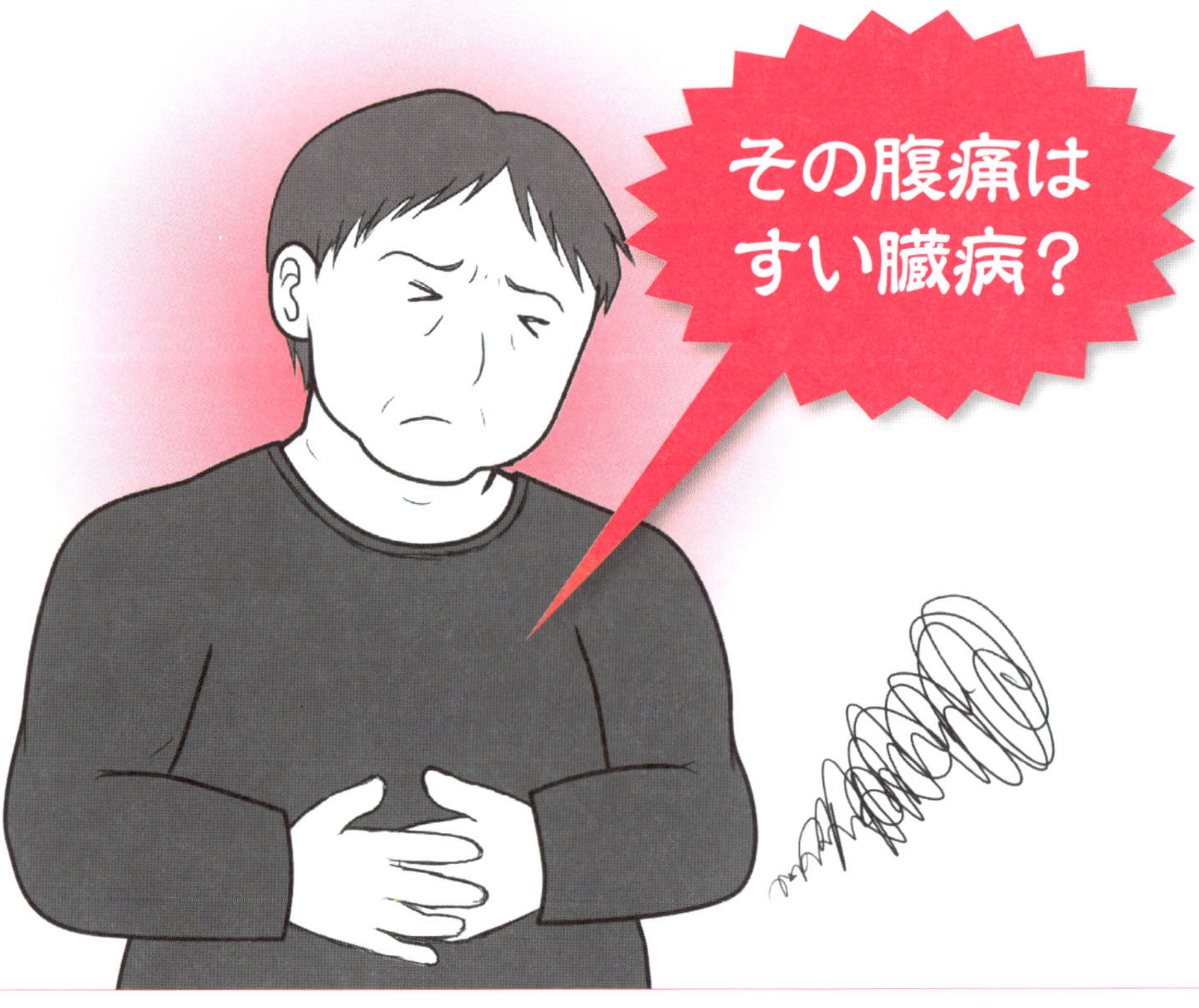

第2章

すい臓の病気の検査

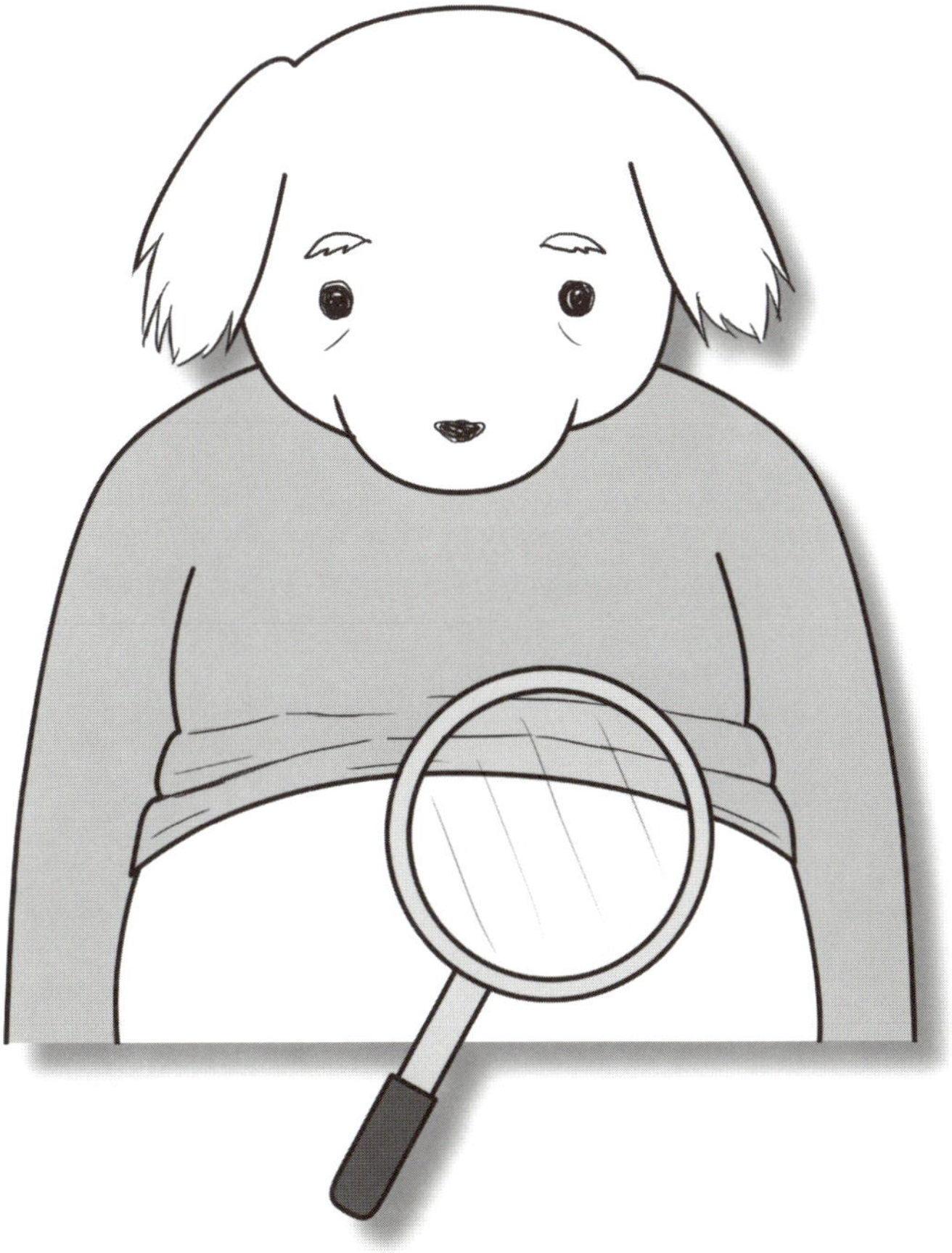

問診、血液検査、尿検査、画像検査、内視鏡検査、組織検査と進みます

すい臓の病気が疑われる場合、病院ではどのような検査が行われるのでしょうか。まず医師による問診や腹部の触診が行われ、血液検査、尿検査、画像検査、内視鏡検査、組織検査に進み、すい臓の状態を判断していきます。

医師から症状に関する問診を受けた後、必要に応じて血液や尿の検査が行われます。これは、血液や尿に含まれるすい臓の消化酵素や腫瘍の目印（マーカー）となる物質の数値を測定して、疾患の有無や病気の進行状態を調べるためです。

腹痛や背中痛などの症状や血液・尿検査の結果から、すい臓の炎症やがんが疑われる場合、内部の状態を見るために超音波（エコー）、CT、MRI、MRCPなど画像検査を行います。さらに詳しく疾患がある部分を調べるために、臓器の内側から観察するEUS（※）、内視鏡下に胆管とすい管を直接造影するERCP（※）に、細胞を採取する組織検査であるEUS-FNAB（※）に進みます。放射線を発する検査薬の反応を画像化するPET検査が行われる場合もあります。

※EUS…超音波内視鏡検査　※ERCP…内視鏡的逆行性胆管すい管造影
※EUS - FNAB…超音波ガイド下穿刺（かせんし）吸引細胞診・組織診

すい臓の病気 検査の流れ

問診

↓

血液検査・尿検査
すい臓の消化酵素、腫瘍マーカーの数値測定

↓

画像検査：超音波検査、CT、MRI、MRCP
すい臓内部の状態を見る

↓

EUS、ERCP、EUS-FNAB
すい臓の内側から疾患がある部分を見る、細胞を採取する
※ PET 検査…放射線を発する検査薬の反応を
画像化する

↓

すい臓の症状・疾患を診断して治療方針を決める

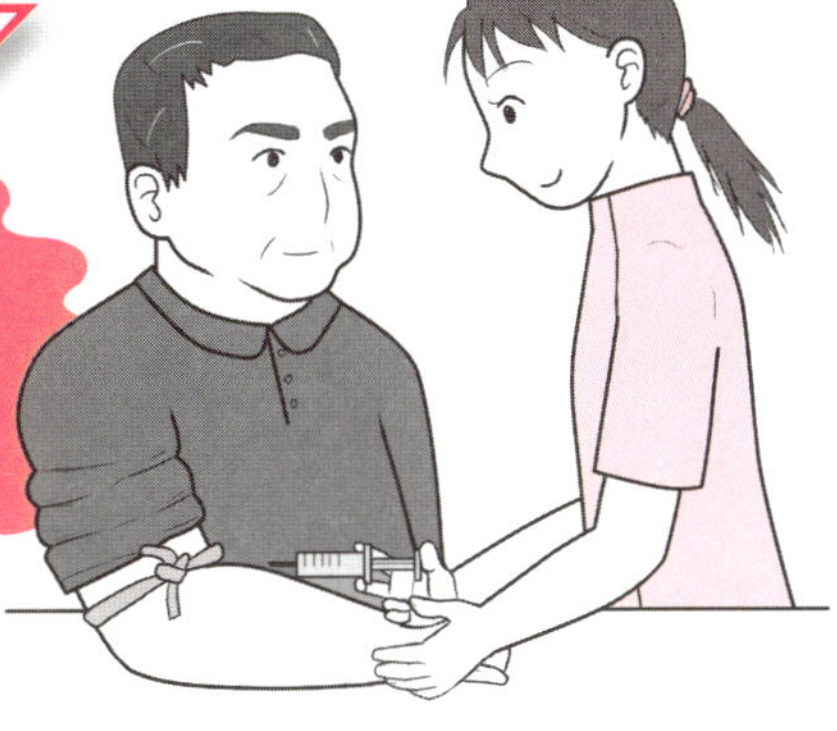

まず、医師に気になる症状や経過をきちんと説明することは、とても大切です

すい臓の病気の疑いがある際に受診するのは、病院の消化器内科や消化器外科（※）です。まず、最初に行われるのが「問診」ですが、せっかく受診したにもかかわらず、きちんと医師に症状を伝えられたかどうか不安になったことはありませんか。

問診では、どのような症状があるか、どのような痛みがあるか、痛みのある場所やその強さ、飲酒量や好みの料理などの食生活や喫煙歴、どんな便が出るか、体重の変化があるか、すい臓病なども含めた現在や過去の病気や持病薬の使用歴、家族にすい臓疾患の人がいるかどうか、ストレスや過労の有無について聞かれます。

慢性すい炎やすい臓がんなど、すい臓に長期的な負担がかかっている病気が疑われる場合、何歳から飲酒を始めたか、肉や揚げ物など脂っぽい物を好んで食べるか、排泄する便の量や回数、形や色、においなど、患者さんにとって答えにくい質問をされるケースがあるかも知れません。しかし、適切な診断や治療を受けるために、問診されそうな内容について、できるだけ詳しく伝えられるようにメモを取るなどしておきましょう。

※注：大学病院などでは肝胆膵（かんたんすい）科や肝胆膵外科があります

問診で聞かれること

◆いつから、どのような症状があるか

◆どこが、どのように痛むか

◆痛みの強さはどのようなものか

◆1日にどのくらい酒を飲むか

◆どのような料理をよく食べるか

◆喫煙をしているか、1日にどのくらい吸うか

◆ストレスがある、過労な日々を送っているか

◆どんな便が出るか

◆体重の増減はあるか

◆現在、他の病気はあるか、どのような薬を使っているか

◆どのような病気をしたことがあるか、どのような薬を使っていたか

◆家族にすい臓の病気をしている人がいるか

すい臓から血液や尿に放出される消化酵素の数値から病状を調べます

すい臓の病気が疑われる場合には、まず採血や採尿による検査が行われます。すい臓から血液や尿に放出されている消化酵素の数値から、すい臓の疾患の有無、病気の進行状態などを調べていきます。

検査の対象となるすい臓の消化酵素として、炭水化物を分解するアミラーゼ、脂肪を分解するリパーゼや膵ホスホリパーゼＡ２（ＰＬＡ２）、たんぱく質を分解するエラスターゼ１やトリプシン、トリプシンを抑制してすい臓の自己消化を防ぐたんぱく質であるトリプシンインヒビター（ＰＳＴＩ）などがあげられます。

健康なときでも、血液や尿に一定量が含まれていますが、すい臓疾患が疑われる場合は、これらの濃度を詳細に測定していきます。

患者さんの病状によって、すい臓の範囲の検査だけでなく、すい臓と連携して働いている肝臓や胆のうなど、他臓器の検査測定値と見比べながら、判断していくケースも考えられます。適切な診断を受けるためにも医師とよく相談しながら検査を進めましょう。

血液検査・尿検査①

検査対象のすい臓消化酵素

すい臓の消化酵素と働き	基準値	異常値	疑われるすい臓の病気
アミラーゼ 炭水化物を分解	血中 37～125U/ℓ 尿中 65～700U/ℓ	高値	急性すい炎、慢性すい炎、すい臓がん など
リパーゼ 中性脂肪を分解・吸収	11～53U/ℓ	高値	急性すい炎、慢性すい炎 すい臓がん など
膵ホスホリパーゼ A2（PLA2） 脂肪を分解	130～400ng/dℓ	高値 低値	急性すい炎、すい臓がん（初期） すい臓がん（進行～末期）など
エラスターゼ1 たんぱく質を分解	100～400ng/dℓ	高値 低値	急性すい炎、慢性すい炎急性増悪 慢性すい炎など（末期）
トリプシン たんぱく質を分解	100～550ng/mℓ	高値 低値	急性すい炎、慢性すい炎急性増悪 すい石症、慢性すい炎など
トリプシンインヒビター（PSTI） すい臓の自己消化を防ぐ	20ng/dℓ以下	高値	急性すい炎、慢性すい炎急性増悪、すい臓がん（初期）

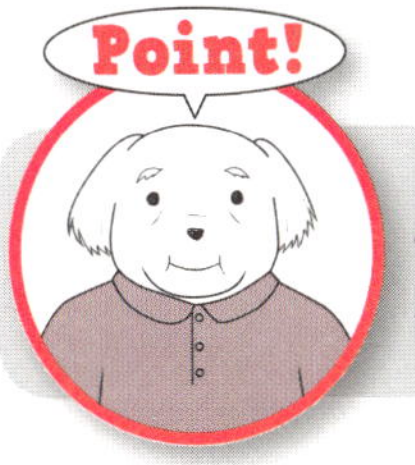

肝臓や胆のうや他の臓器にも
検査が及ぶことがある

すい臓がんが疑われる場合、血液に出るがんとなる目印の物質を測る検査をします

すい臓がんが疑われる場合には、採取した血液の中から、がんの目印（マーカー）となる特定の物質「腫瘍《しゅよう》マーカー」の量を測定します。

腫瘍とは、体内の細胞の一部が突然異常分裂をしてシコリになっているもので、良性と悪性のものがあり、悪性のものが「がん」です。体内に腫瘍ができると、特殊な物質が大量に作られて血液に放出されるので、これらを測って診断材料とします。

すい臓がんで数値が上昇する主な腫瘍マーカーとして、CA19-9、CEA、DUPAN-2などがあります。また、すい臓がんをはじめ消化器のがんで数値が上昇するSPan-1やSLX（シアリルLex-i抗原）などの結果と合わせて診断されることもあります。

これらは、すい臓がんの有無や進行度の診断だけではなく、治療後の経過観察、再発の早期発見などにも活用されます。

ただし、腫瘍マーカー検査の数値は、がん以外の要因で増加したり、小さい腫瘍だと増加しないこともあり、画像検査と合わせて診断をしていくケースがほとんどです。

血液検査・尿検査②

検査対象のすい臓がん腫瘍マーカー

腫瘍マーカー	基準値	異常値	すい臓がん陽性率（※）
CA19-9	37.0 以下 U/mℓ	高値	80 ～ 90%
CEA	5.0 以下 ng/mℓ	高値	50 ～ 70%
DUPAN-2	150.0 以下 U/mℓ	高値	75%
SPan-1	30.0 以下 U/mℓ	高値	80%
シアリル Lex-i 抗原（SLX）	38.0 以下 U／mℓ	高値	50 ～ 70%

※陽性率（陽性適中率）…臨床検査の事後確率の一つ。ある検査において「陽性と判定された場合、真の陽性である確率」とされる数値。

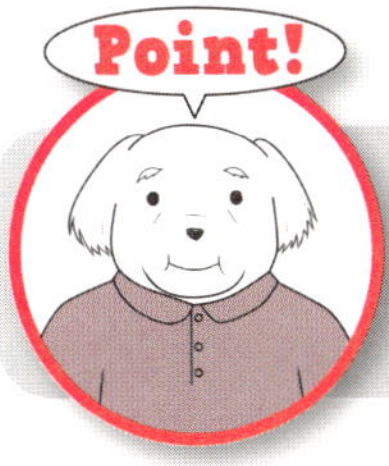

腫瘍マーカー検査の数値だけでなく、画像検査とも組み合わせて診断する

すい臓の内部を見るため、超音波検査、CT、MRI、MRCPなどの検査が行われます

腹痛や背中痛などの症状や、血液・尿検査の結果からすい臓の炎症やがんが疑われる場合、詳しく内部の状態を診ていくため画像検査が行われます。

最もよく行われるのが身体への負担も少ない超音波（エコー）検査です。腹部の表面に超音波発信機をあて、内臓の状態を画像で映し出します。

超音波検査では見えにくい場所やがんの広がり度合いを調べるために、CT（コンピュータ断層撮影法）やMRI（磁気共鳴画像検査）が実施されます。CTは、画像がより鮮明に映るように、ヨード造影剤を注射してX線撮影で行われます。MRIでは、カドリニウムという造影剤を用いて強い磁場の中に身体を置き撮影します。いずれも胴体が輪切りにされたような画像を撮ります。また、すい液や胆汁の流れを見るため、MRIを応用したMRCP（磁気共鳴すい胆管造影検査）を用いることもあります。

これらの検査で使用される造影剤の成分で副作用が起こるケースもあります。かつて副作用症状があった場合や持病がある人（※）は、事前に医師に相談が必要となります。

超音波（エコー）検査

超音波の画像で内臓の状態を診る

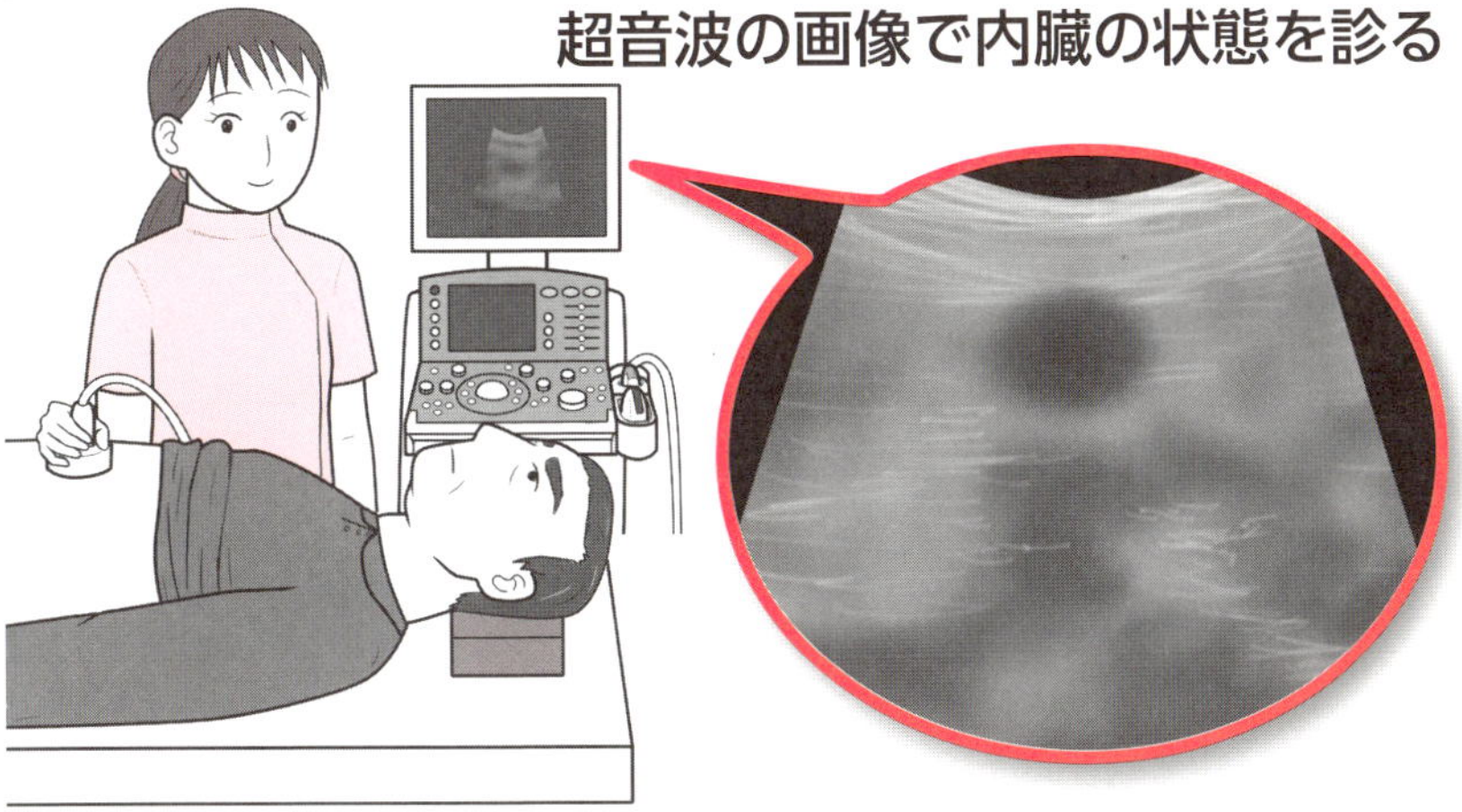

CT検査・MRI検査

CT検査はX線、MRIは磁気で画像撮影する

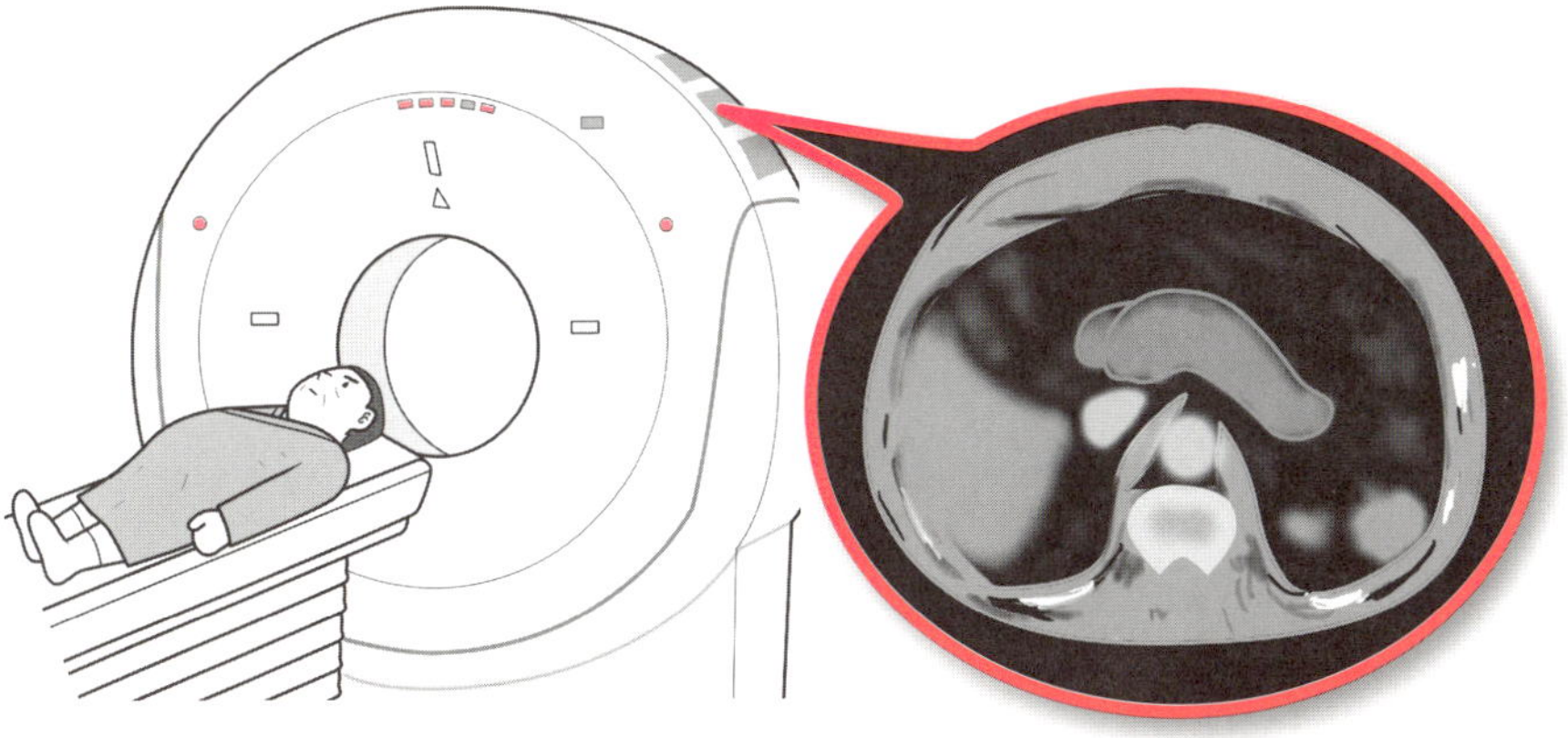

※造影剤の副作用に注意したい人
◆以前、造影剤で副作用が見られた、薬物過敏症の人
◆アレルギー疾患、心臓病、腎臓病、糖尿病、甲状腺疾患がある人

疾患がある部分を詳しく診るために、内視鏡検査や組織検査が行われます

より詳しく疾患がある部分の位置や大きさ、悪性の程度、他臓器との関係などを観察するために、内視鏡検査や組織検査が用いられます。

EUS（※）は、内視鏡の先端部に超音波振動子が付いており、臓器内側から画像をとらえるため、表面からは見えない場所を調べることができます。ERCP（※）は、すい液がすい管から十二指腸へ流れる出口から内視鏡を介して造影剤を注入し、すい管をX線撮影する検査です。EUS、ERCPとも画像を観察しながらすい管やすい液を採取できます。細胞を採取する組織検査であるEUS-FNAB（※）も行われます。

PET（陽電子放射断層撮影法）は、患者さんへの負担が少なく、一度で全身を調べることができる検査として近年注目されています。がん細胞がブドウ糖を多く取り入れる性質を利用して、放射線を出すブドウ糖に似た検査薬を注射して、特殊なカメラで検出して画像化します。CTと重ね合わせたPET-CTで、より鮮明な画像検査になります。ただし、他の検査と組み合わせた診断が必要となります。

※EUS…超音波内視鏡検査　※ERCP…内視鏡的逆行性胆管すい管造影
※EUS-FNAB…超音波ガイド下穿刺（かせんし）吸引細胞診・組織診

EUS検査 臓器内側から超音波で画像を見る

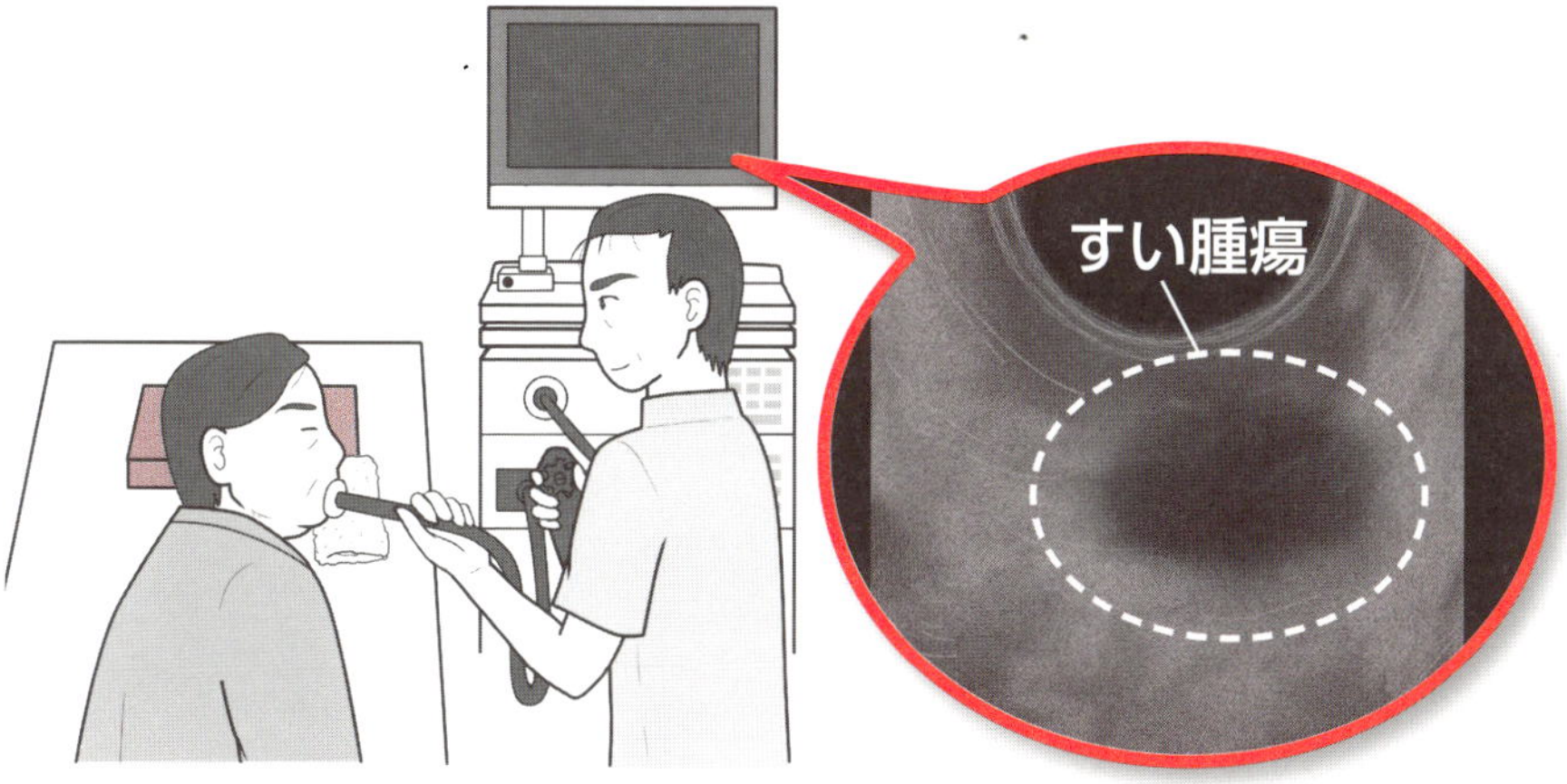

ERCP 検査 すい管をX線で撮影する

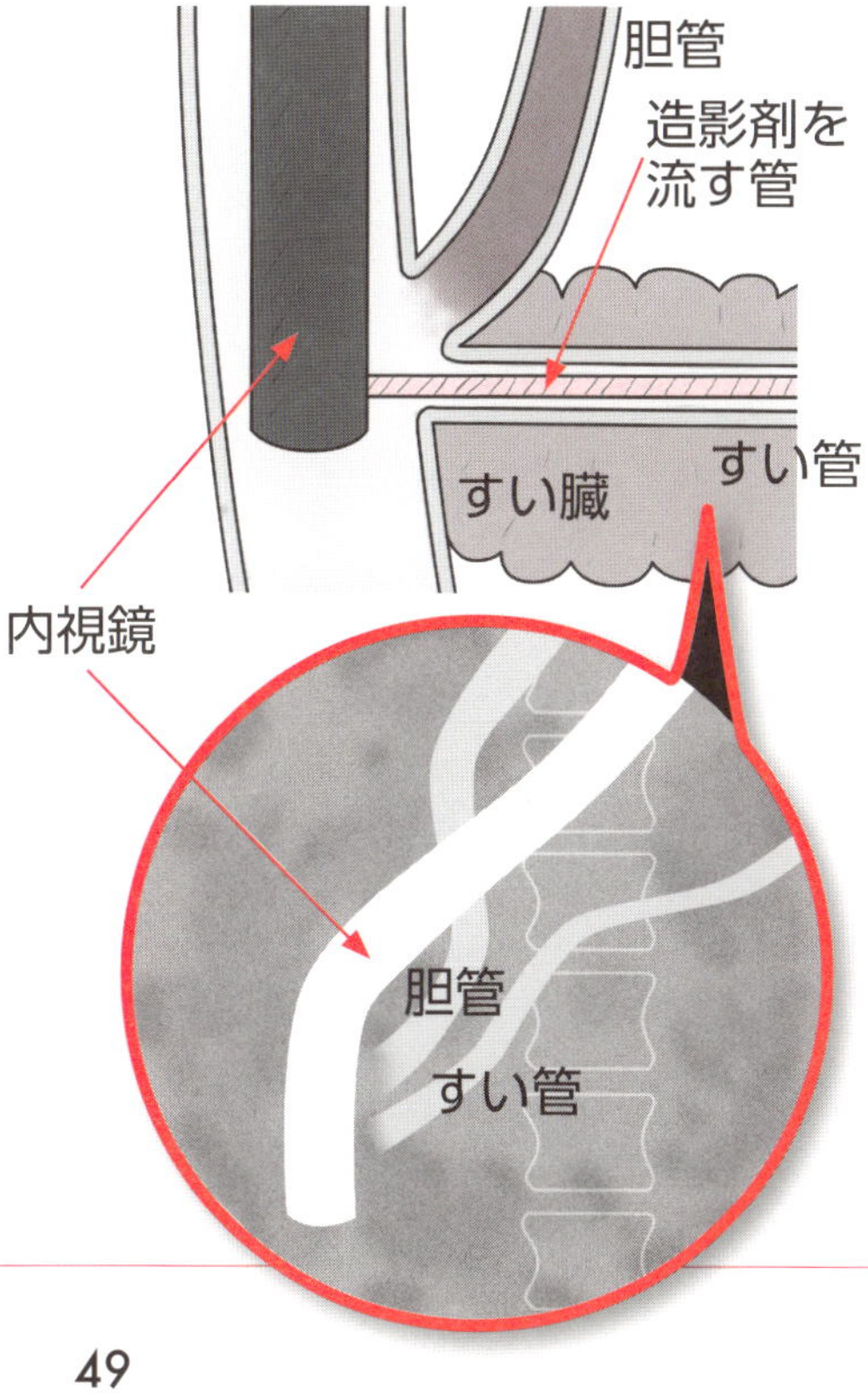

PET検査・PET-CT検査

放射線を出す
検査薬を使用する

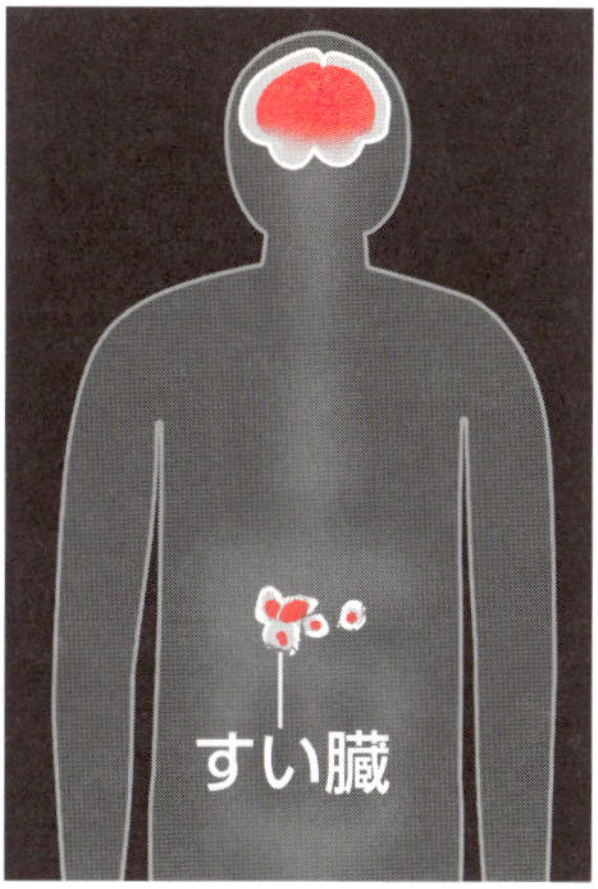

コラム2

すい臓がん「新検査キット」開発に期待!

早期発見が難しいとされる「すい臓がん」。国立がん研究センターの研究により、すい臓がんのリスクが高い人は、たんぱく質の一種『アポリポプロティンA2』の分子構造が変化することが世界で初めて発見され、これをもとに血液検査で行える「検査キット」が開発されました。現在(2015年)は研究段階ですが、従来使用されてきた腫瘍マーカーと組み合わせることで、さらなる判別性能の上昇が期待されます。

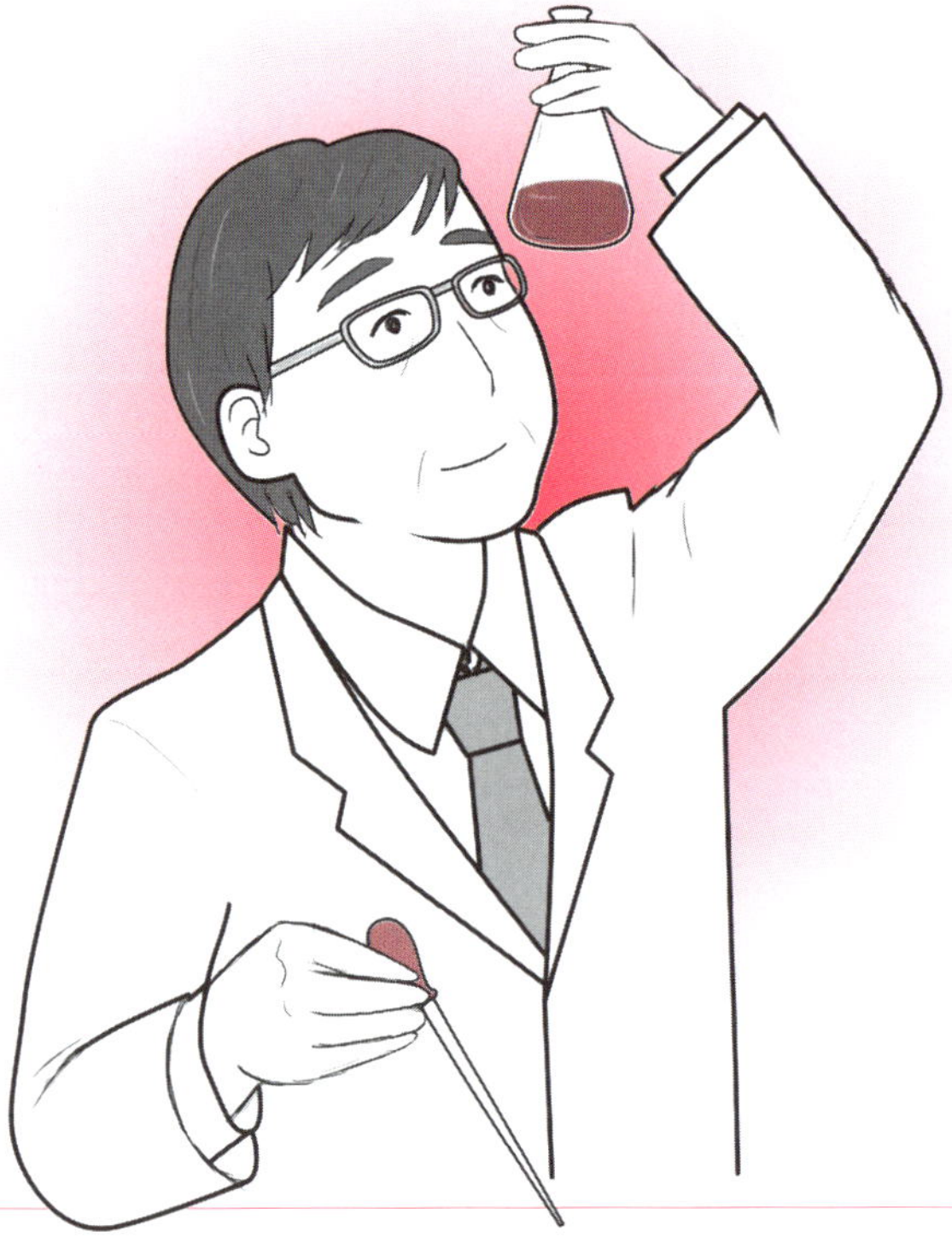

第3章

すい臓の炎症

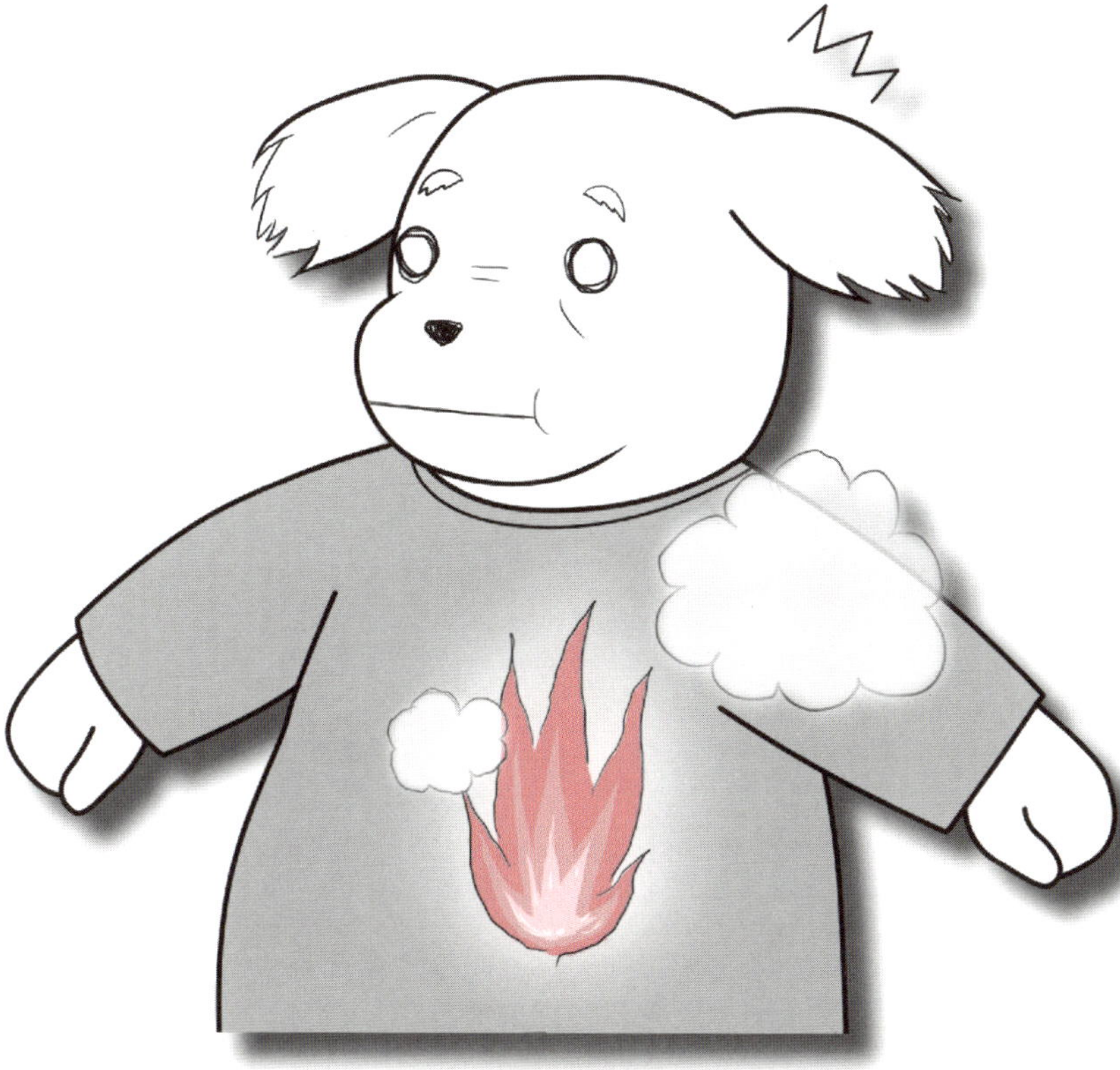

すい臓には、外分泌機能が障害される炎症やがん、内分泌機能が低下する糖尿病があります

すい臓には、外分泌機能と内分泌機能を果たす細胞があります（P16）が、外分泌の働きをする細胞が刺激されて炎症を起こすことが「すい炎」です。すい液の中の消化酵素が活性化してすい臓自体が消化される急激な炎症が「急性すい炎」で、特にアルコールの過剰摂取によって発症するものを「アルコール性すい炎」と言います。また、消化酵素が出続けてすい臓の自己消化が進み、細胞が破壊されるのが「慢性すい炎」です。

すい臓と連携して働く肝臓で作られる胆汁の成分が何らかの原因で固まることで形成される胆石が、すい液の通り道を妨げる「胆石症」は、飲酒に次いで急性すい炎の原因となります。すい液が固まり、カルシウムと結合したすい石がすい液の流出障害を起こす「すい石症」は、慢性すい炎の人の約４割に見られ、すい臓がんを発症するリスクを高めると言われます。

外分泌細胞の腫瘍には、硬い塊である「充実性腫瘍」と、袋の中に液体を溜めた構造を持つ「のう胞」と呼ばれる「のう胞性腫瘍」があります。充実性腫瘍の代表が最も悪

性度の高い「すい臓がん」。のう胞性腫瘍の代表が「すい管内乳頭粘液性腫瘍」（ＩＰＭＮ）で悪性にも成り得る腫瘍です。

糖尿病には、免疫が自身の内分泌細胞を破壊して、すい臓のランゲルハンス島（すい島）の細胞が少なくなり、その結果、インスリンが欠乏することで起こる急激で重篤なⅠ型糖尿病や、体質や肥満によってインスリン分泌低下とインスリン感受性低下の二つを原因とするⅡ型糖尿病があります。慢性すい炎やすい臓がんに合併する糖尿病は「すい性糖尿病」とされます。

すい臓の病気

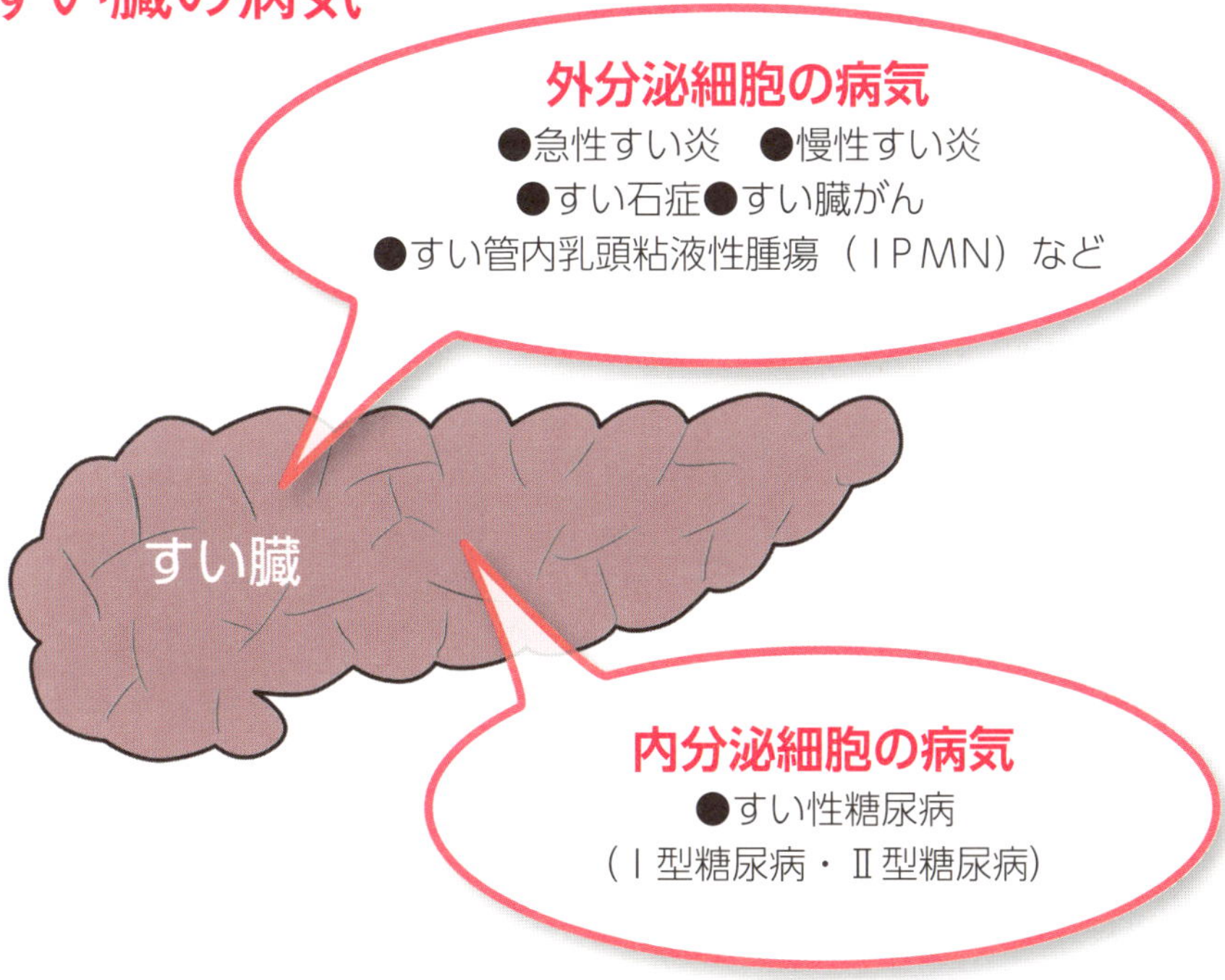

急性すい炎の二大原因は飲酒と胆石症、男性は50代、女性は70代での発症が多い

難病情報センターによる2007年の全国調査では、急性すい炎の患者数は5万7560人で、うち約2割の人に致死率が30〜50％とされる重症化が見られました。

急性すい炎になる人は、女性より男性が2倍多く、その二大原因は飲酒と胆石症です。急性すい炎の原因は、飲酒が31・4％で最も多く、第2位が胆石症で24・4％、第3位が原因を特定できないもので16・7％でした。男性では飲酒による原因が最も多く42・7％、女性では胆石症による原因が最も多く35％を占めました。急性すい炎を発症する年齢は、男性は50歳代、女性は70歳代が最も多いという結果でした。

胆石は、肝臓で作られる胆汁が固まったものです（P52）。胆石症が急性すい炎の原因となるのは、すい液の通り道であるすい管に胆石が詰まることで、すい液がすい臓内に溜まり、すい臓が自己消化されて炎症を起こすためです。

また、血液中の中性脂肪が高く、体内の脂質の流れが滞る脂質異常症と診断されている人も、急性すい炎を発症するリスクが高いとされています。

急性すい炎の二大原因

飲酒

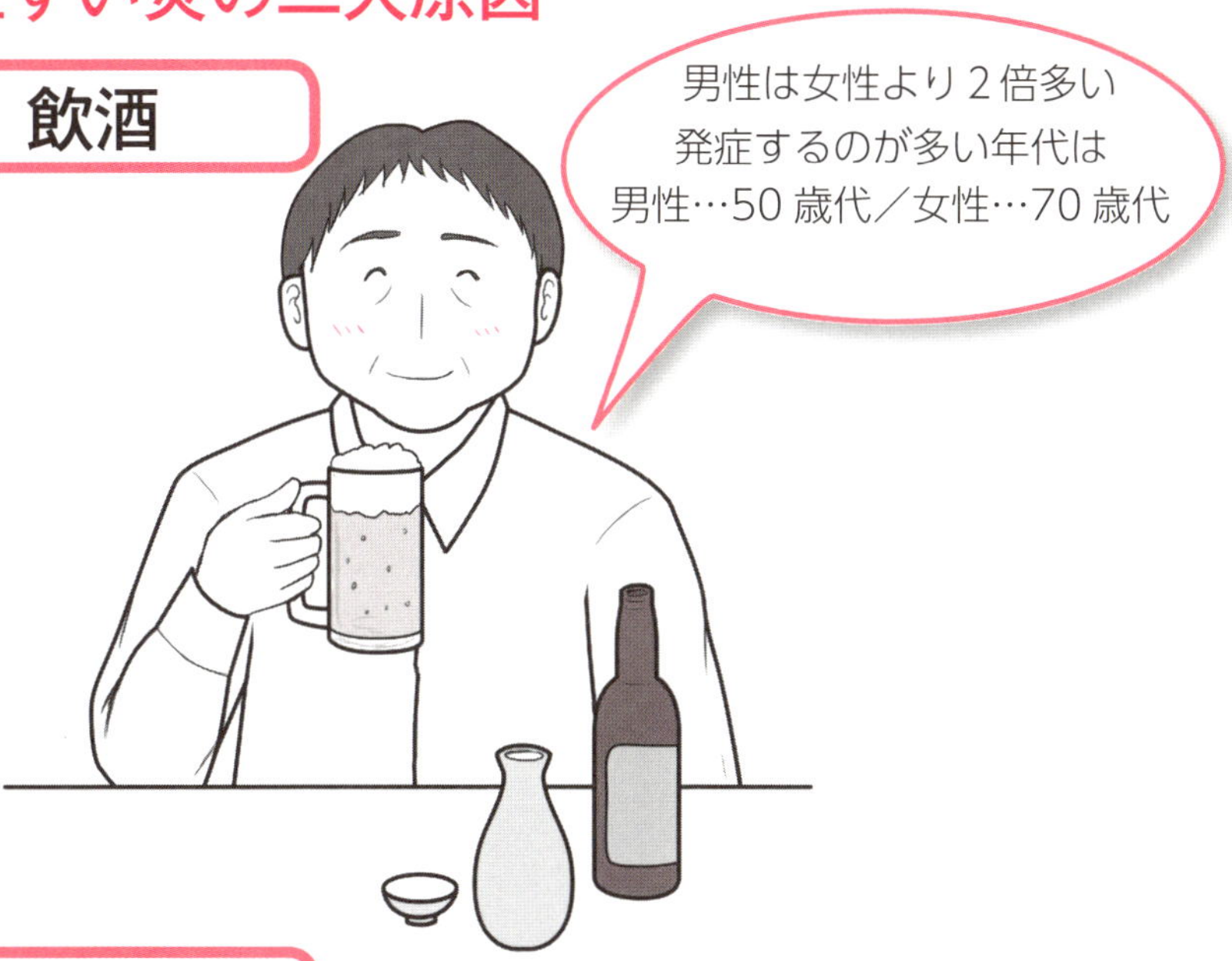
男性は女性より２倍多い
発症するのが多い年代は
男性…50歳代／女性…70歳代

胆石症

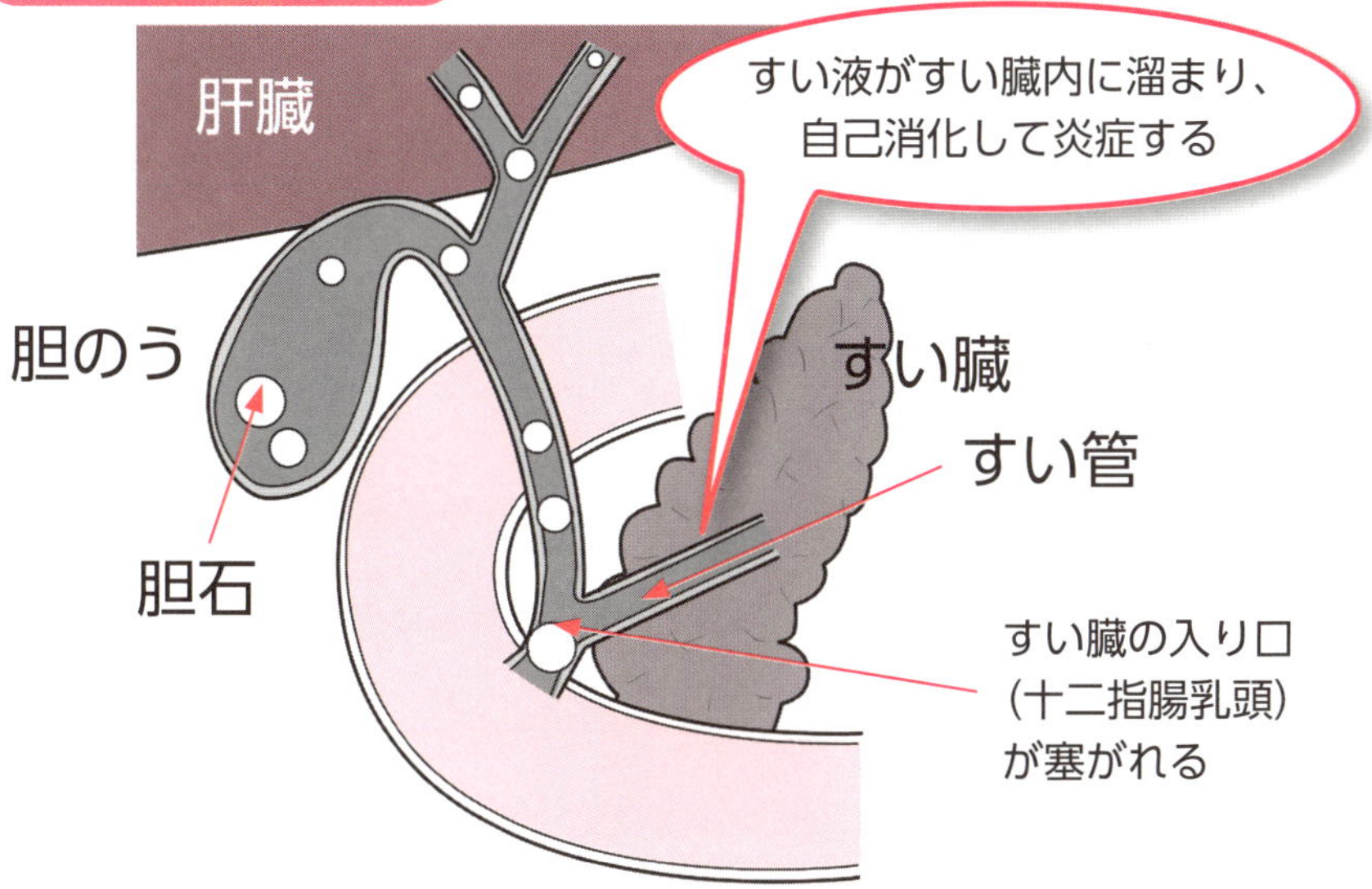

すい液に含まれる消化酵素で、すい臓そのものが消化されてしまう病気です

すい臓で作られるすい液には、三大栄養素である炭水化物、たんぱく質、脂質を分解する消化酵素が含まれていますが、このうち、たんぱく質の消化酵素であるトリプシンは、すい臓内にあるうちは消化機能を持ちません。これは、たんぱく質でできているすい臓そのものを消化してしまわないための機能で、十二指腸に流れ込んで、胃液や腸液と混じり合うことで活性化され、消化能力を発揮するしくみになっています。

しかし、アルコール成分によりすい臓の細胞が破壊されて機能しなくなる、飲酒によって十二指腸に繋がるすい管や総胆管の周辺がむくむ、胆石で十二指腸への入口が塞がることなどが原因となり、すい臓内ですい液の活性化が起こり、すい臓自体を消化してしまう病気が「急性すい炎」です。

一般的には、急性すい炎は軽症な場合が多いのですが、重篤な症状になると、胃、肺、腎臓、腸など全身の臓器が複合的に炎症を起こす多臓器不全に陥り、死に至るケースもあるので注意が必要です。

急性すい炎の原因

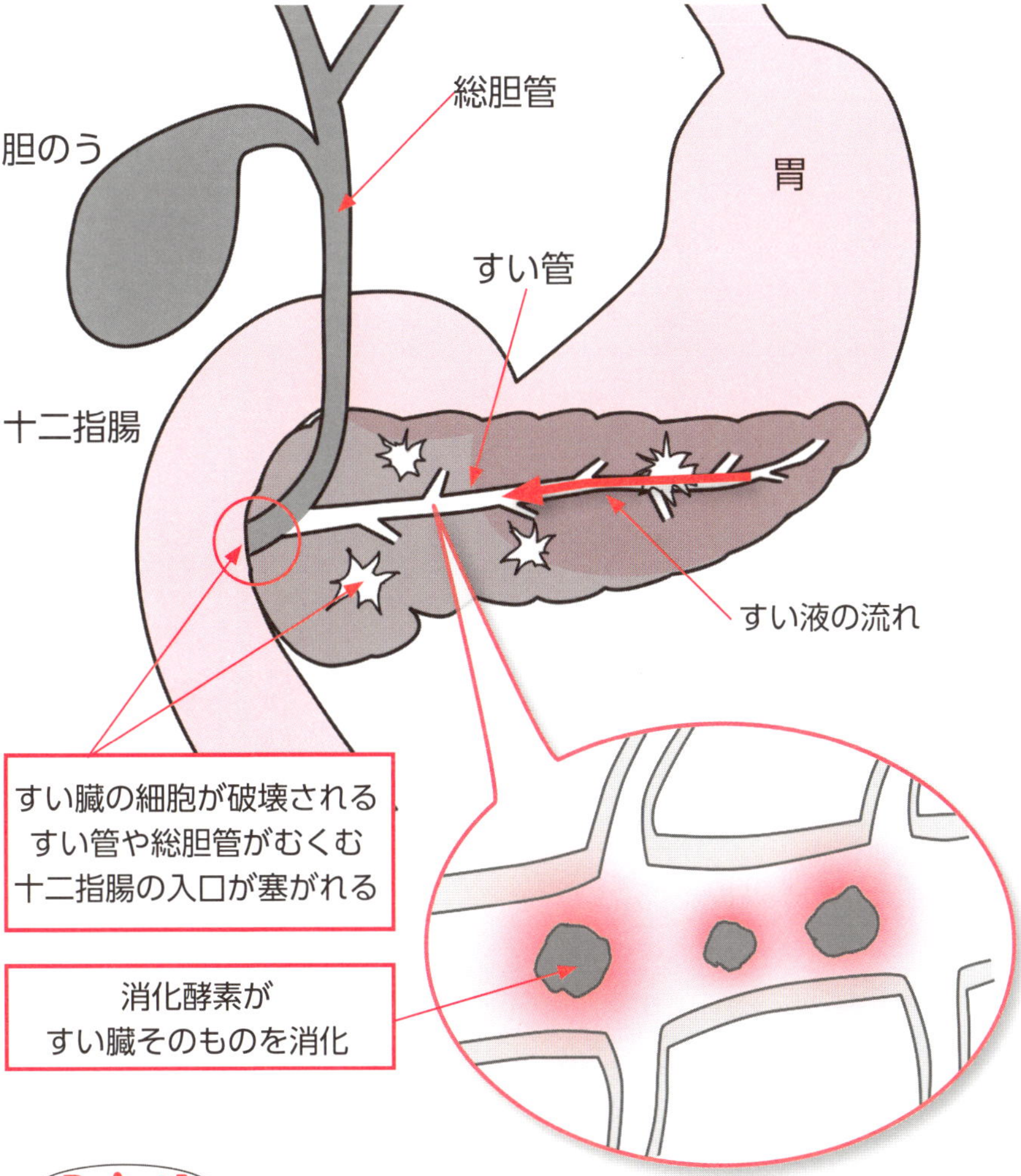

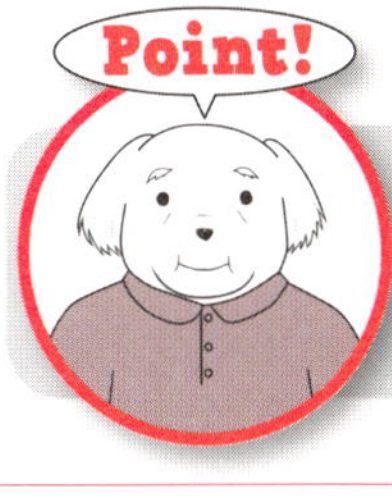

急性すい炎は、すい臓が自己消化される

急性すい炎で最も多い症状は、腹部の激痛です。重症の場合、早急な処置が必要です

急性すい炎には軽症と重症がありますが、痛みの程度で症状が比例するとは限りません。急性すい炎で最も多い症状は、立っていられないほどの胃やおへその上あたりの激しい痛みです。前触れなく痛みが生じることもありますが、多量の飲酒や脂っぽい食事をした後に起きるケースも少なくありません。腹部の痛みだけでなく、腸の働きが悪くなるので、吐き気や嘔吐を伴います。また、普段から腹部膨満感や食欲不振を感じることもあります。重篤な症状になると、発熱して冷汗をかき、呼吸困難、頻脈も見られます。

激しい炎症により、すい臓の周囲や腹腔などに体液が染み出して、その結果、体内を循環すべき血液量が減少するため、大幅に血圧が低下して意識障害が起こったりして、ショック状態に陥ることがあります。命にかかわる症状のため早急な処置をしなければなりません。また、炎症を起こしたすい臓は、血流が低下し壊死してしまうことがあり、こういった場合は感染を併発するリスクが高まるため、急性すい炎の症状が治まっても感染症に対する処置が必要となることがあります。

急性すい炎　軽症

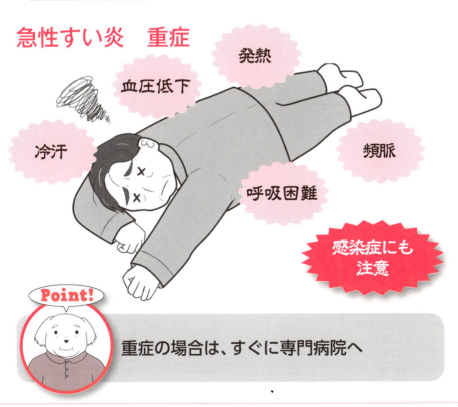

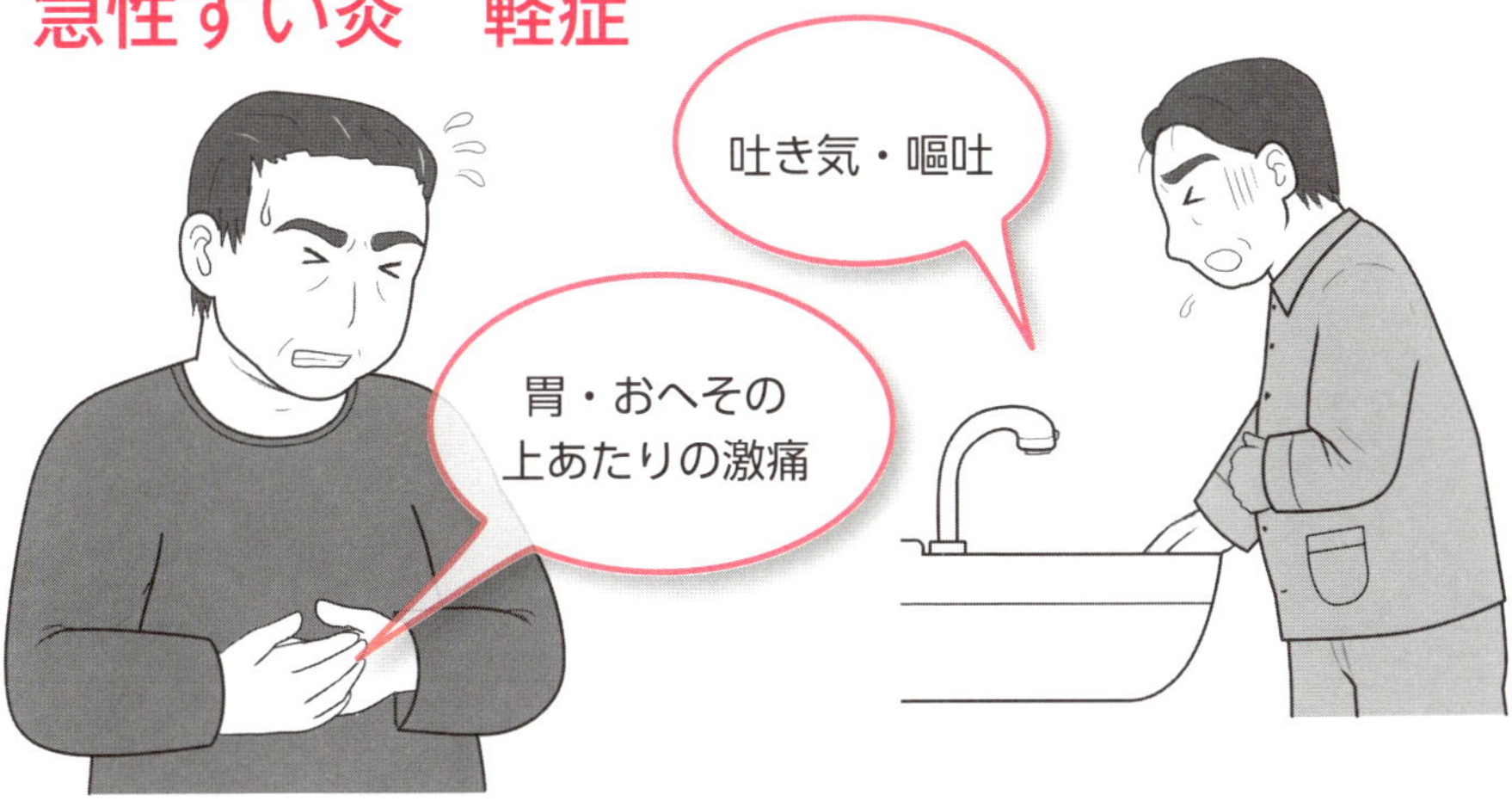

急性すい炎　重症

重症の場合は、すぐに専門病院へ

急性すい炎の治療は、入院して「痛みの軽減」と「すい臓の安静」が基本です

急性すい炎の症状は、軽症と重症に分けられますが、いずれも入院での治療が必要です。長くて軽症で2週間前後、重症だと3カ月程度の期間を要することもあります。

急性すい炎の治療法の基本は、「痛みの軽減」と「すい臓の安静」です。

まず、痛みを軽減するために、座薬や注射による鎮痛剤が投与されます。次に絶飲絶食にしてすい臓を安静にします。食事や飲料を取ることは、すい臓を刺激してすい酵素の分泌を促し、症状をさらに悪化させてしまうためです。

炎症により、すい臓の周囲や腹腔などに血液を含む体液が染み出て、体内を循環すべき血液量が減少して脱水症状となり、他臓器の機能低下を引き起こす恐れもあります。

これを防ぐため、ナトリウムやカリウムなど血液成分を補整する生理食塩水や栄養分を補給する点滴治療が行われます。また、すい臓の自己消化を防ぐたんぱく質分解酵素《こうそ》阻害薬《そがいやく》、胃液の分泌を抑える制酸薬、感染症を予防する抗生物質などを含む点滴を組み合わせて投与する薬物療法も行われます。

急性すい炎の治療の基本

鎮静剤による「痛みの軽減」

座薬

注射

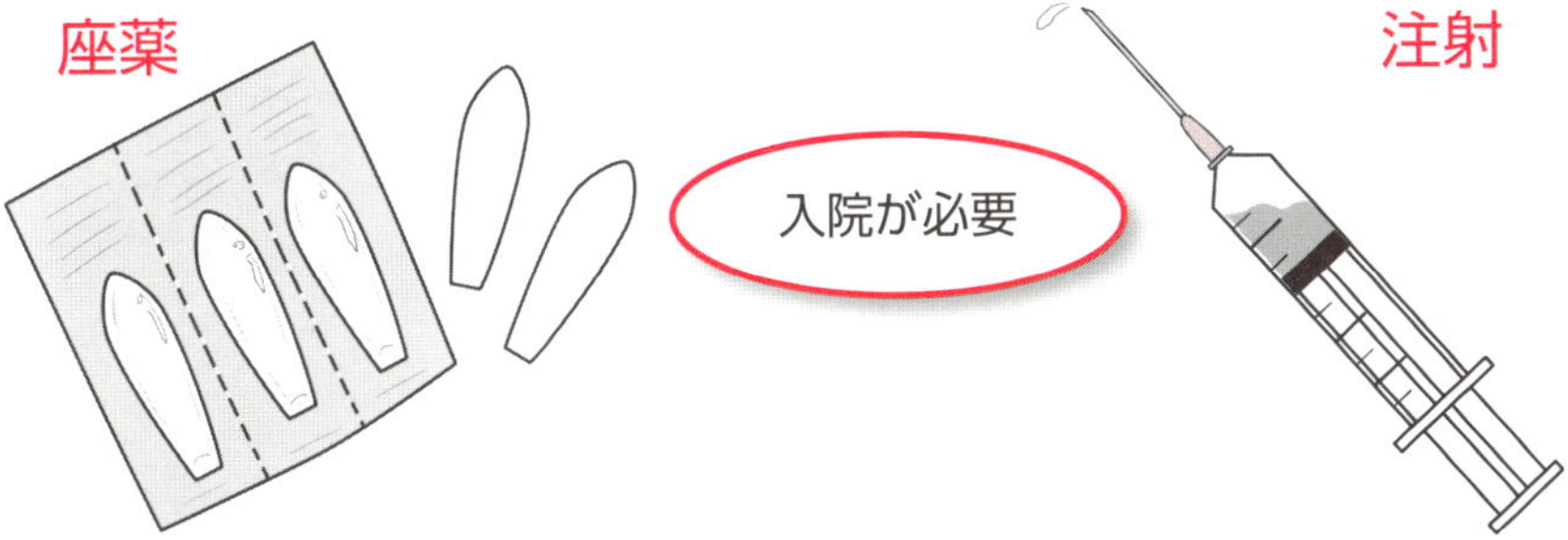

絶飲絶食による「すい臓の安静」

点滴…水分・栄養分補給、薬物療法

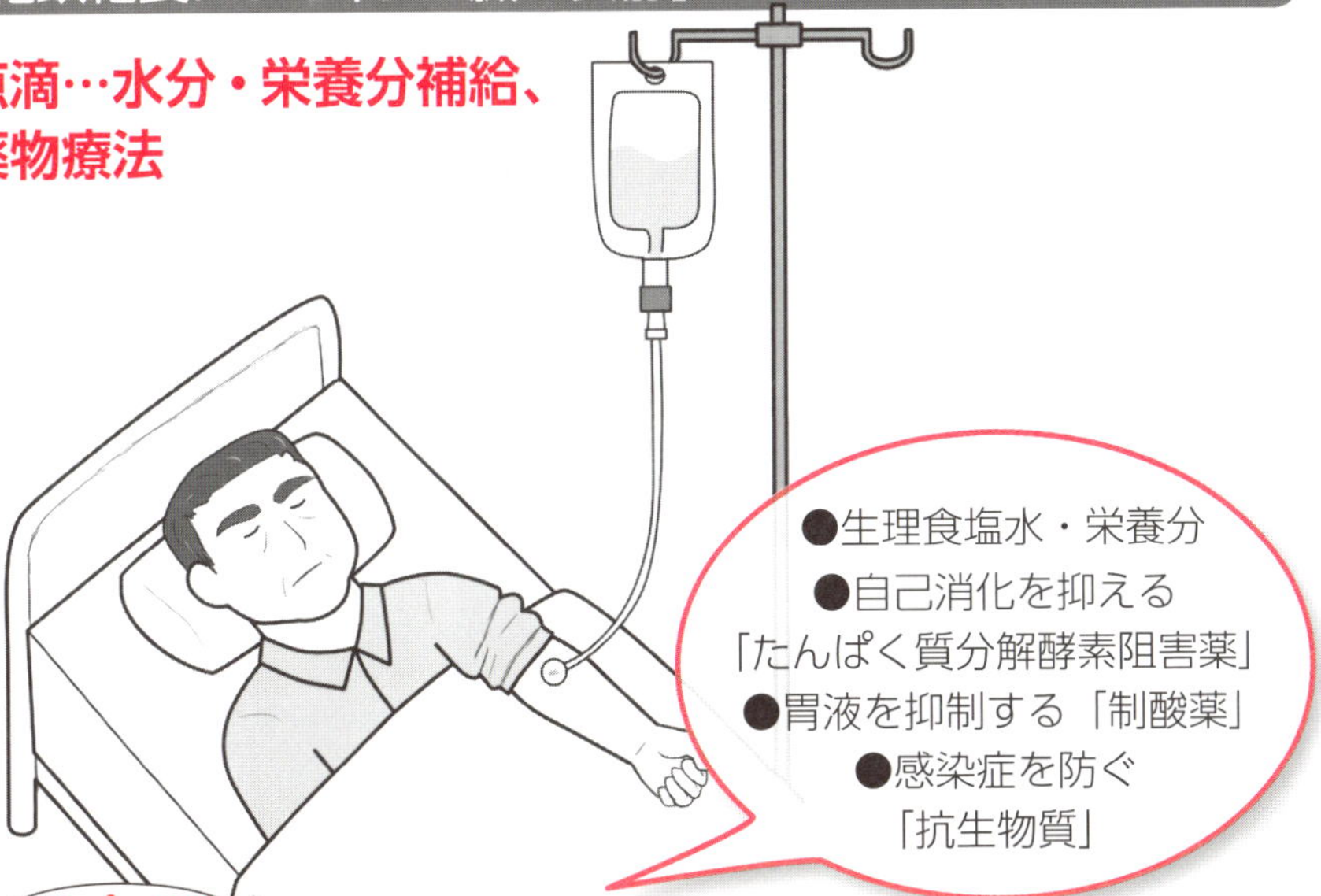

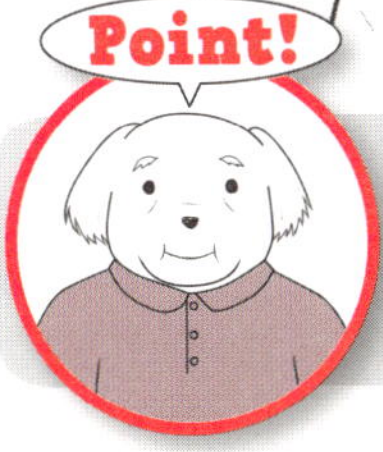

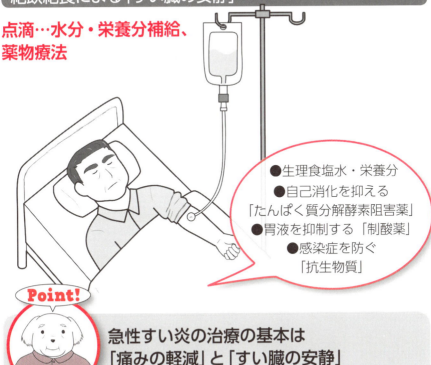

急性すい炎の治療の基本は「痛みの軽減」と「すい臓の安静」

重症の急性すい炎では、集中治療室で全身管理と特殊治療が施されます

重症の急性すい炎は、重篤な疾患です。病院の集中治療室（ICU）にて、輸液（点滴）や呼吸・循環の管理、多臓器不全への対策、感染予防が厳密に行われます。また、病状に応じてその悪化を防ぎ、救命率をあげるために特殊治療が施されます。

また、集中治療室では、口から栄養を取れない状態に置かれるため、鼻から細い管を胃の先の十二指腸まで挿入し、栄養剤を注入する経腸栄養療法が用いられます。すい臓の炎症により、血液中に有害な物質がもれ出すため、血液を濾過《ろか》して老廃物を尿として体外へ出す腎臓に負担がかかります。そのため、腎臓の機能が低下すると、機械を用いて人工的に継続的に血中の有害物質を取り除く「持続血液透析濾過法」を行います。

また、活性化したすい酵素や感染症からすい臓を守るため、すい臓に近い動脈にすい酵素阻害剤と抗生物質を注入する「すい酵素阻害剤・抗菌薬すい局所動注療法」や、さらに多くの臓器の機能が衰え、普段なら問題のない菌にも感染しやすい状態にあるため、他臓器が疾患する合併症を防ぐ「選択的消化管除菌法」が施されることがあります。

急性すい炎　重症の治療

輸液（点滴）や呼吸・循環の管理、多臓器不全への対策、感染予防

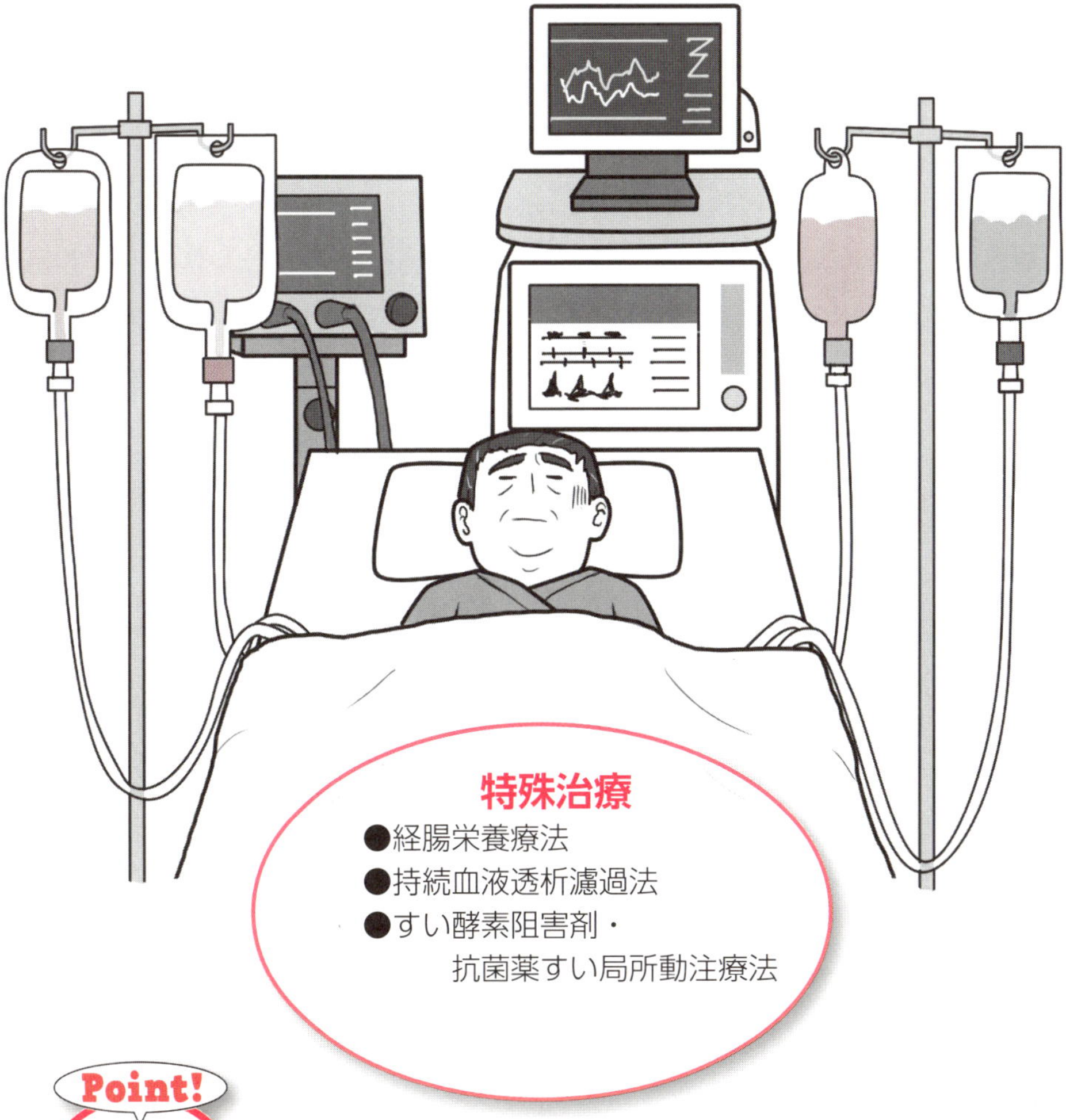

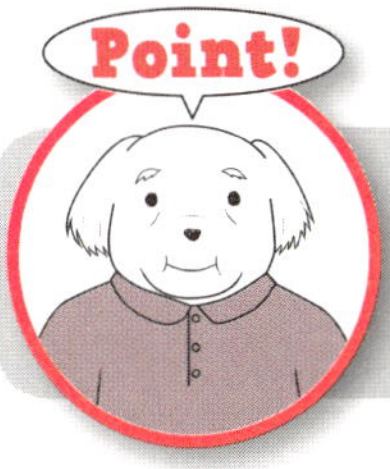

**重症の急性すい炎は、
死に至る危険のある疾患！**

急性すい炎が重症化して起こる感染症や合併症を防ぐ手術が行われます

急性すい炎のうち、すい臓の細胞の一部が死滅する「壊死性すい炎」は重篤な症状で、さらに壊死部分に感染症が合併した「感染性すい壊死」は死亡率の高い疾患です。

また、重症化してから約4週間以降、すい臓の周囲に、炎症により染み出た体液が袋状になった「仮性のう胞」や、すい臓そのものの壊死部や脂肪壊死部が溶けて、液状化し袋状になった「被胞化壊死」ができることがあります。こうした原因で病原菌が多量に血中に侵入して全身に感染症が広がったり、血管（動脈）に障害を起こして動脈瘤《どうみゃくりゅう》などの合併症が起こったりする危険性があります。これらの危険を回避するために、急性すい炎の集中治療が落ち着いてから、体内に溜まった炎症性の液体や膿を体外に排出する「ドレナージ」を要することがあります。ドレナージ術には、皮膚からお腹の中に専用の管を入れる「経皮的ドレナージ」や、内視鏡を口から胃または十二指腸まで管を挿入する「内視鏡的ドレナージ」があります。これが難しい場合や症状がよくならない場合には、お腹を開いて外科的に「すい壊死部切除術」を行うことがあります。

急性すい炎　感染症・合併症の治療

ドレナージ術
経皮・内視鏡

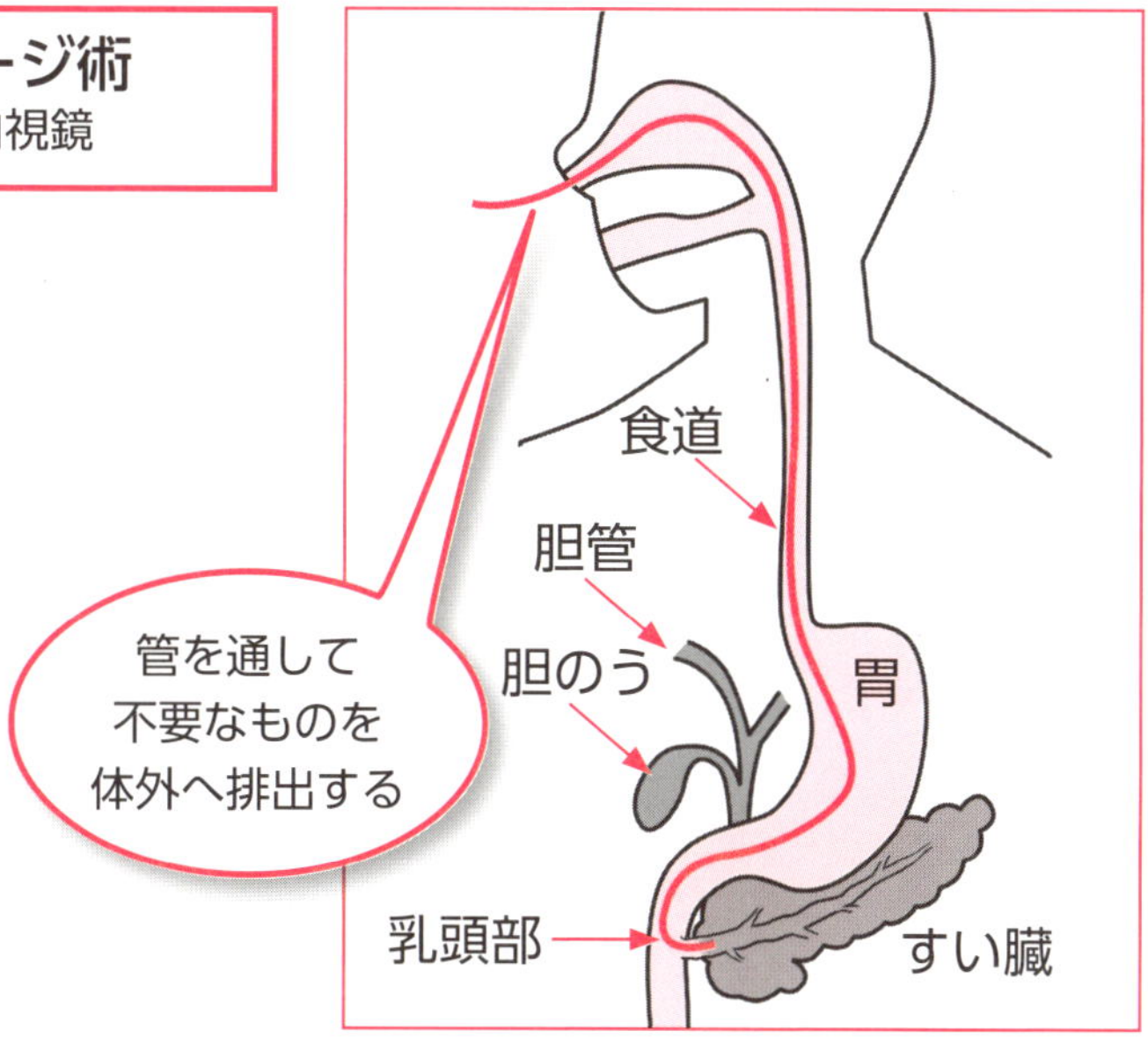

すい壊死部切除術

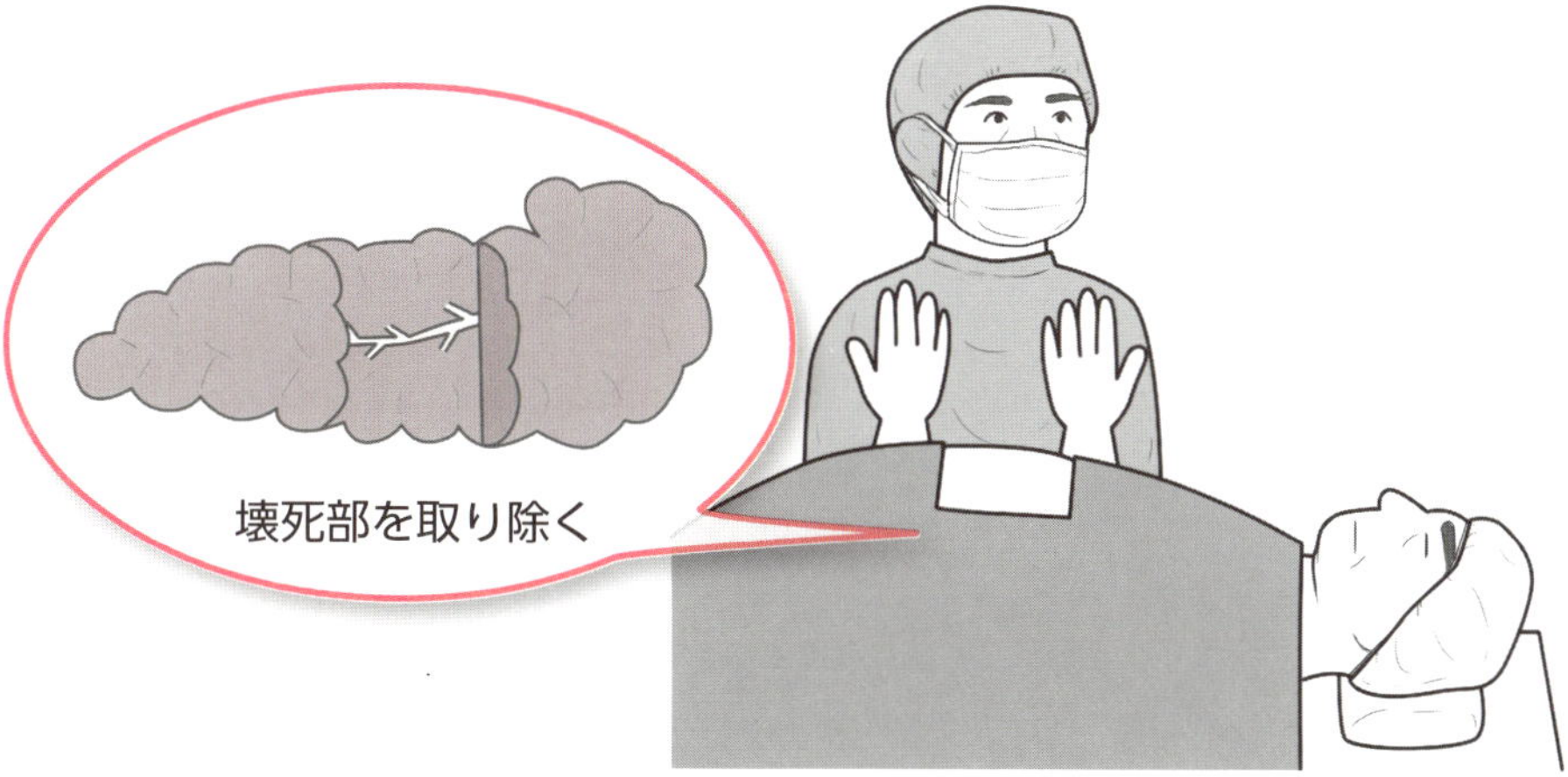

胆石症を原因とする急性すい炎の場合は、取り除いて再発防止をします

急性すい炎の二大原因である「胆石症」は、胆石によるすい管または胆管の閉塞《へいそく》です。胆石症の処置がされないと、急性すい炎の再発率が高くなるので胆石を取り除く治療が行われます。

胆石症の治療は、症状の進行度や胆石のある場所や大きさに合わせて、内科的治療と外科的治療が行われます。

内科的治療には、すい管の入口である十二指腸乳頭部に内視鏡を送り、先に付けたバルーンから胆石を取り出す「内視鏡的乳頭バルーン拡張術」（ＥＰＢＤ）や内視鏡の先端の電気メスで乳頭部を切開して胆石を取り除く「内視鏡的乳頭括約筋切開術」（ＥＳＴ）などがあります。

外科的治療には、胆石症の治療の主流であり、腹部に穴を４カ所開け、腹腔内に器具を差し込んで胆のうを摘出する「腹腔鏡下胆のう摘出術」、強い炎症やがんの合併がある場合には、15㎝程度腹部を切開する「開腹胆のう摘出術」などが行われます。

胆石性すい炎　治療

※すい石の除去にも用いられる

内科的治療

内視鏡的乳頭バルーン拡張術（EPBD）

※すい石の除去にも用いられる

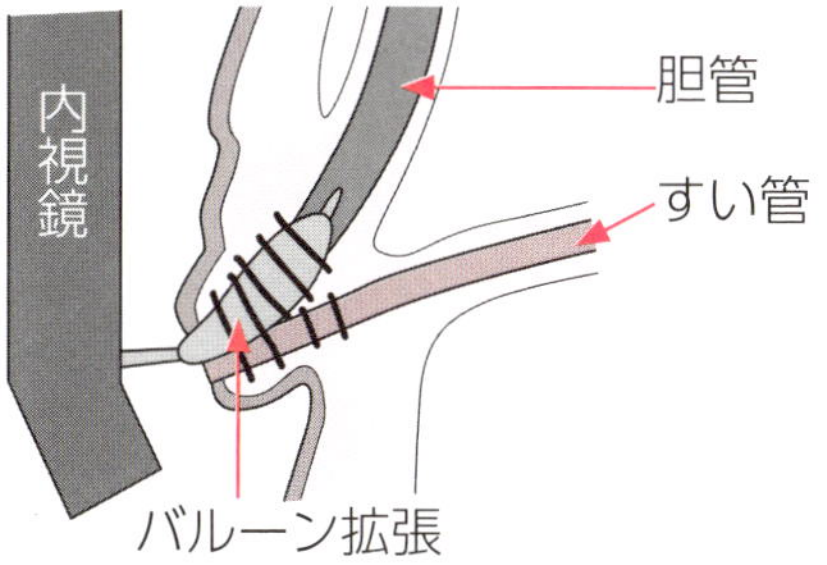

内視鏡的乳頭括約筋切開術（EST）

内視鏡の先端の電気メスで胆石を取り除く

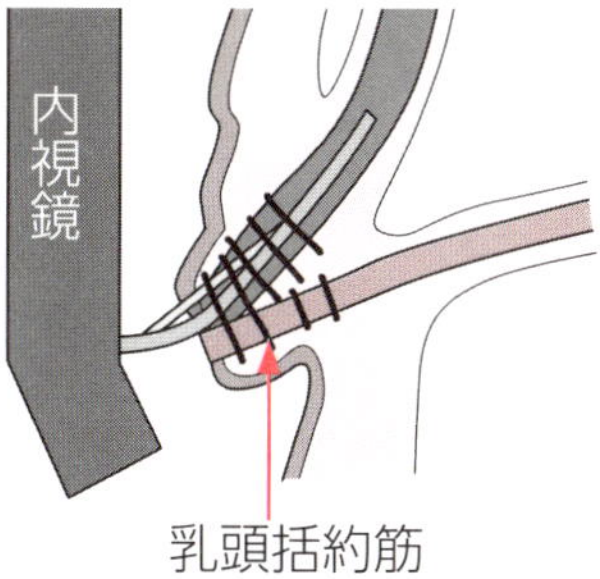

外科的治療

腹腔鏡下胆のう摘出術

器具を入れ腹腔鏡で確認して胆のうを取り除く

開腹胆のう摘出術

15cm 程度開腹して胆石や胆管を切除、胆管を開く

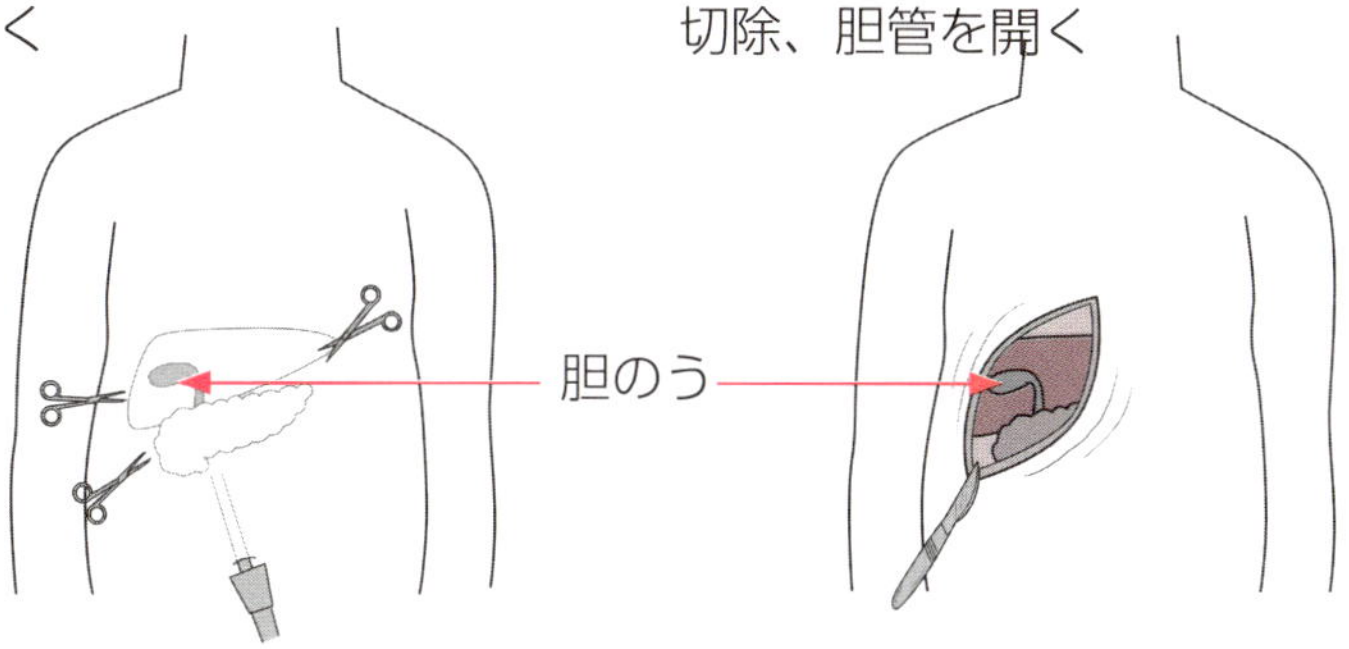

慢性すい炎の６割は飲酒、男性は50代、女性は60代での発症がピークです

２００７年の厚労省の調査によると、慢性すい炎の患者数は、４万７１００人。慢性すい炎になる人は男性に多く、女性の2.5倍に上ります。発症年齢は男性50代、女性60代にピークが見られました。原因は、飲酒が64・８％、特発性のものが18・２％、胆石症が2.8％でした。男女別の原因では、男性に最も多かったのは飲酒で73％、女性に最も多かったのは特定できないもので40・５％でした。これまで特定できないものと分類されていた「すい管狭細型《かんきょうさいがた》慢性すい炎」は、自己免疫異常が関係していることから自己免疫性すい炎と呼ばれるようになりました。

また、すい臓の損傷や十二指腸壁の一部が拡張して突出する十二指腸憩室《けいしつ》などの疾患も慢性すい炎の原因となります。

さらに、小腸や大腸が炎症するクローン病、大腸粘膜が炎症する潰瘍性大腸炎、全身の分泌腺が侵されて乾くシェーグレン症候群や甲状腺が腫れて硬くなる橋本病などの持病がある人は、慢性すい炎との合併症を起こす可能性があります。

慢性すい炎の原因は6割が飲酒

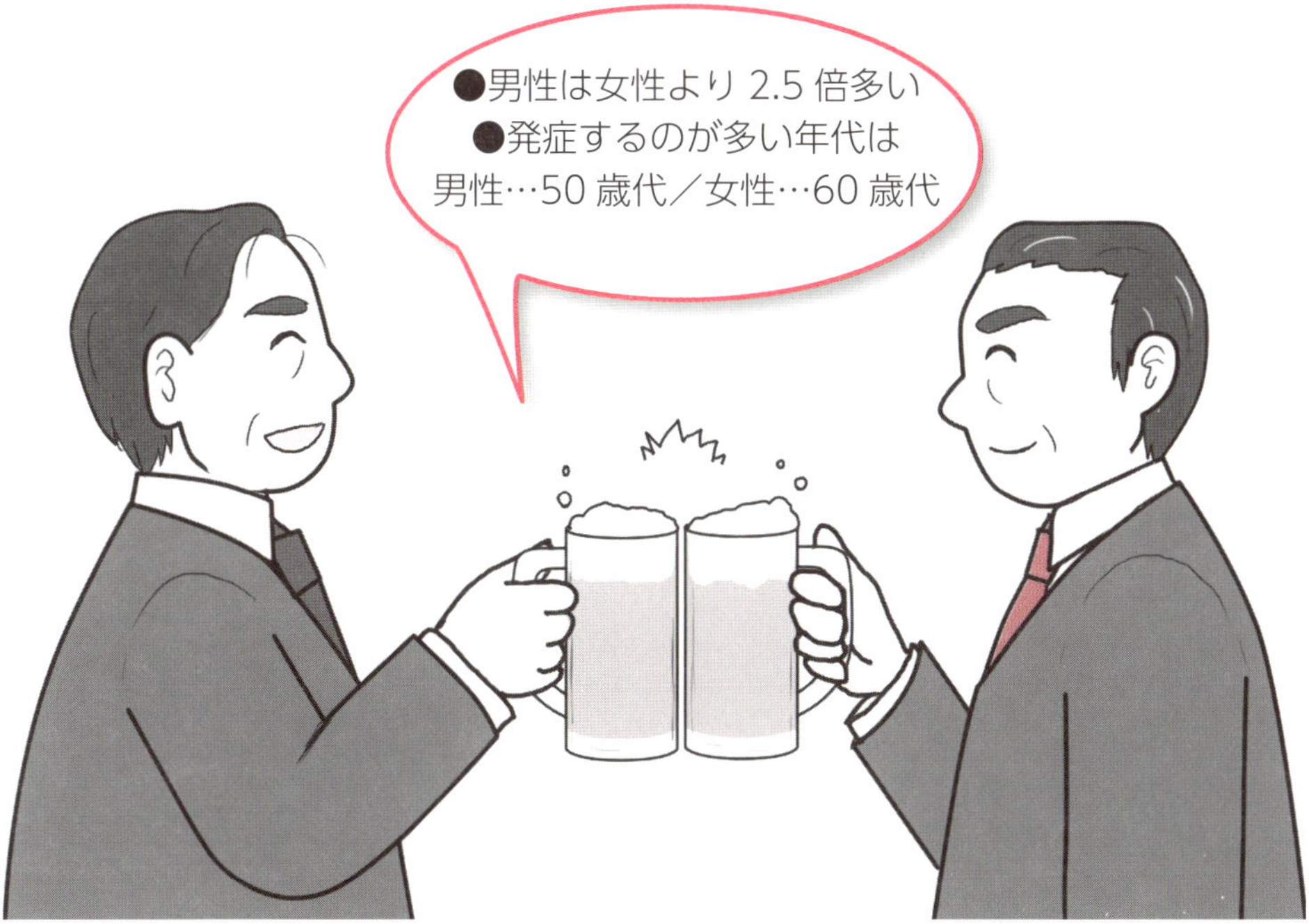
●男性は女性より 2.5 倍多い
●発症するのが多い年代は
男性…50 歳代／女性…60 歳代

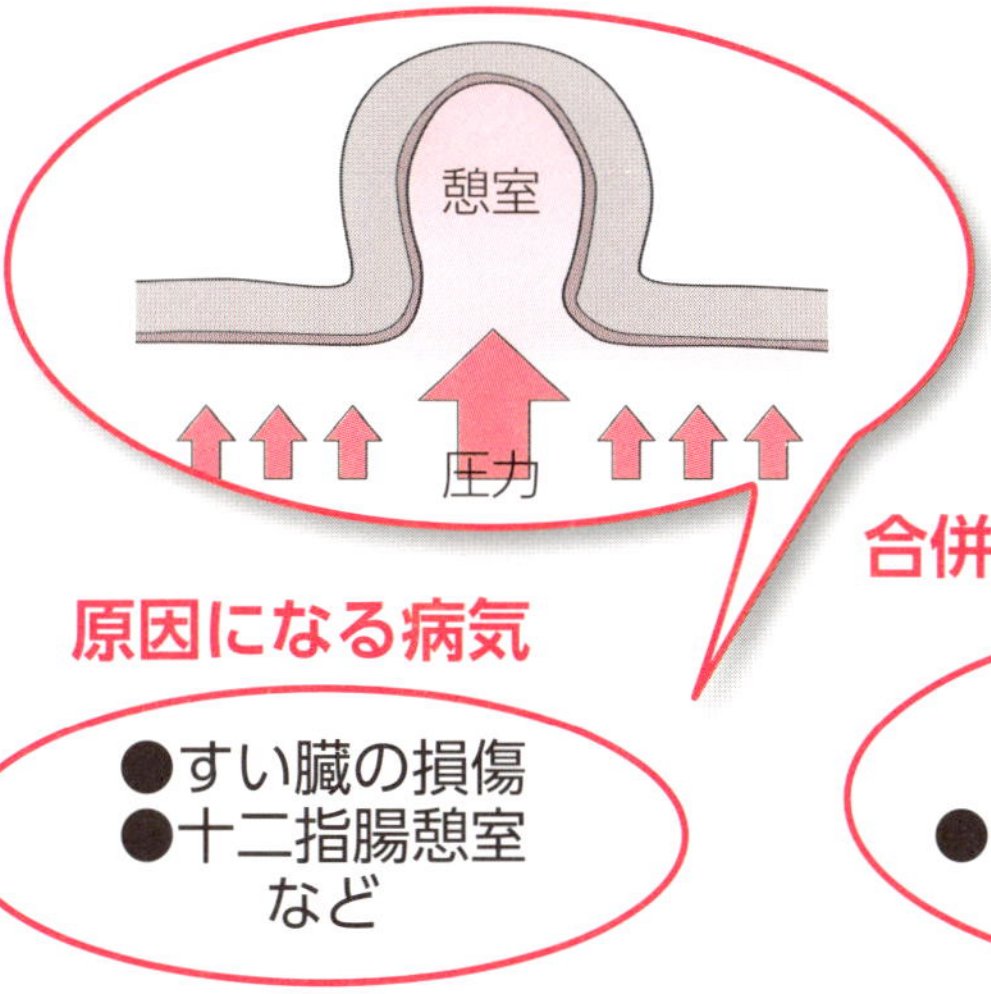

十二指腸管内

原因になる病気

●すい臓の損傷
●十二指腸憩室
など

合併症を起こしやすい病気

●クローン病
●潰瘍性大腸炎
●シェーグレン症候群
●橋本病　など

慢性すい炎は、すい臓の細胞が破壊されて機能が低下してしまう病気です

急性すい炎は、すい酵素によりすい臓が自己消化される疾患ですが、慢性すい炎は、すい臓の細胞が破壊されて、その機能が低下する病気です。

主な原因となるのは、10年以上の長期間に及ぶ飲酒です。アルコールの大量摂取からすい液の内容物が変化して粘着質になり、すい管の流れが滞って詰まるようになります。こうして溜まったすい液がすい臓そのものを消化し始めることで、炎症が起こります。すい臓内で炎症が繰り返されることで、すい臓本来の機能を果たす細胞組織が硬くなり萎縮して、線維質になっていきます。こうしたすい細胞は元に戻ることはありません。また、粘り気のあるすい液が固まった石（すい石）が、すい臓の中にできるようになり、すい液の通り道であるすい管がひきつれて細くなって（すい管狭窄《きょうさく》）、すい液の流れが悪くなり痛みが起こると考えられています。

すい液の分泌が不足することで、消化機能が低下して下痢や脂肪便が見られ、糖代謝機能が低下して、糖尿病やすい臓がんになる可能性も高くなることが知られています。

慢性すい炎の原因

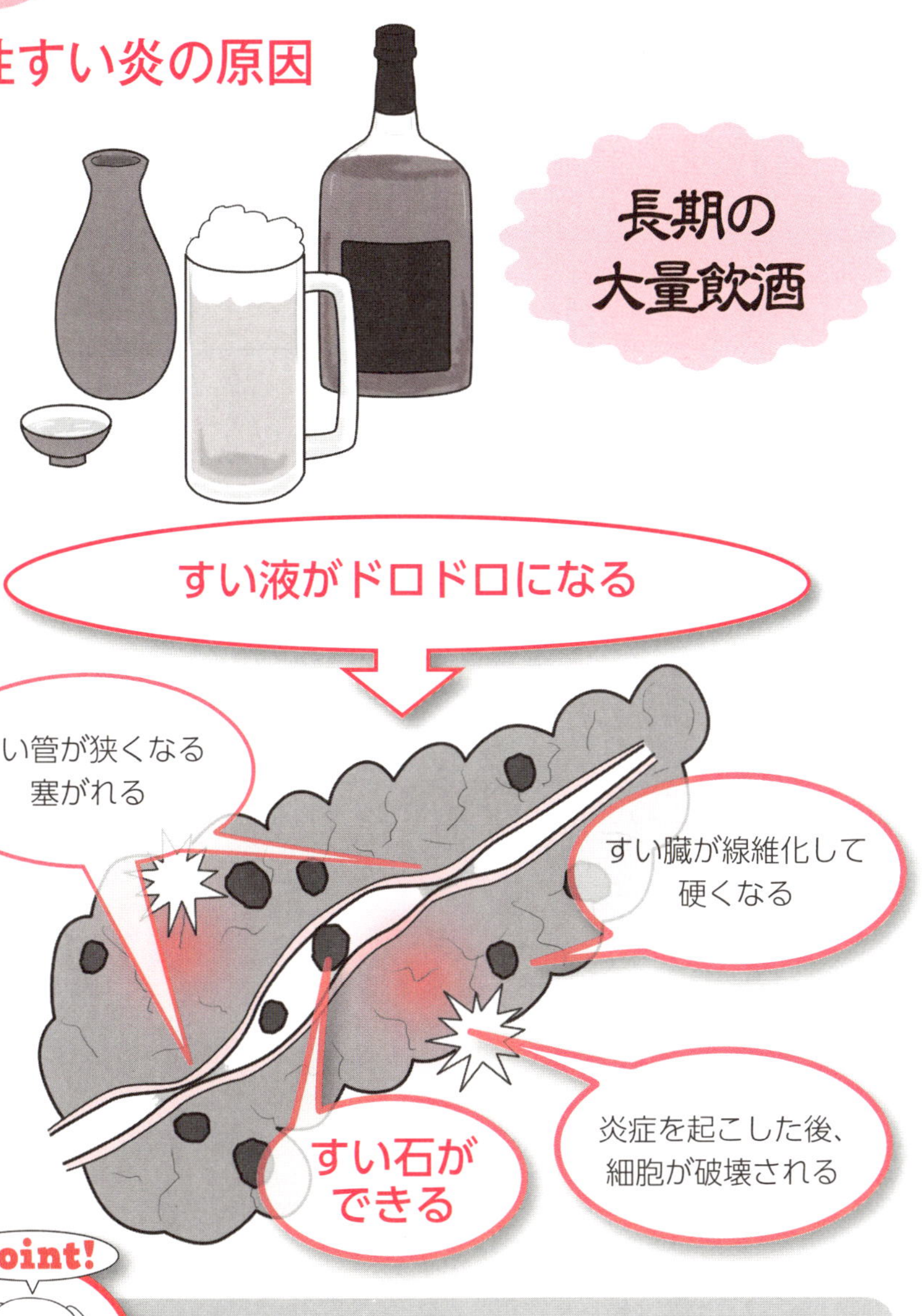
長期の
大量飲酒
すい液がドロドロになる
すい管が狭くなる
塞がれる
すい臓が線維化して
硬くなる
すい石が
できる
炎症を起こした後、
細胞が破壊される

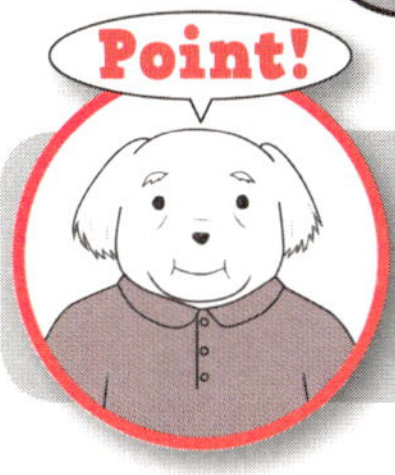
Point!

慢性すい炎は、
すい臓の細胞が破壊される病気

慢性すい炎の症状は初期の「代償期」、後期の「非代償期」に分類されます

適切に治療が施されていれば、慢性すい炎は急性のように、死亡率が高い病気ではありません。しかし、健康な人と比べた場合、死亡率はほぼ1.5倍に上ります。

慢性すい炎の症状には、すい臓の機能が保たれている初期症状の「代償期」と、すい臓の機能が著しく低下した後期の症状が見られる「非代償期」があります。

代償期の典型的な症状は、腹痛や腰、背中の痛みです。これらの痛みは持続的なものも多いのですが、間隔を空けて感じるものもあり、軽いものから重いものまでさまざまです。吐き気や嘔吐、食欲不振、腹部膨満感《ぼうまんかん》なども見られます。

しかし、非代償期には、これらの初期症状は現れなくなり、すい臓の外分泌機能が低下することで、消化吸収が障害されて下痢や脂肪便をするようになり、栄養がきちんと吸収されないため体重が減少していきます。すい臓の内分泌機能も衰えるために、インスリンの分泌が低下して糖代謝障害が起こり「すい性糖尿病」を発症することになります。すい臓がんなど悪性腫瘍を合併する頻度が高くなります。

慢性すい炎　二つの時期

代償期　すい臓機能が保たれている

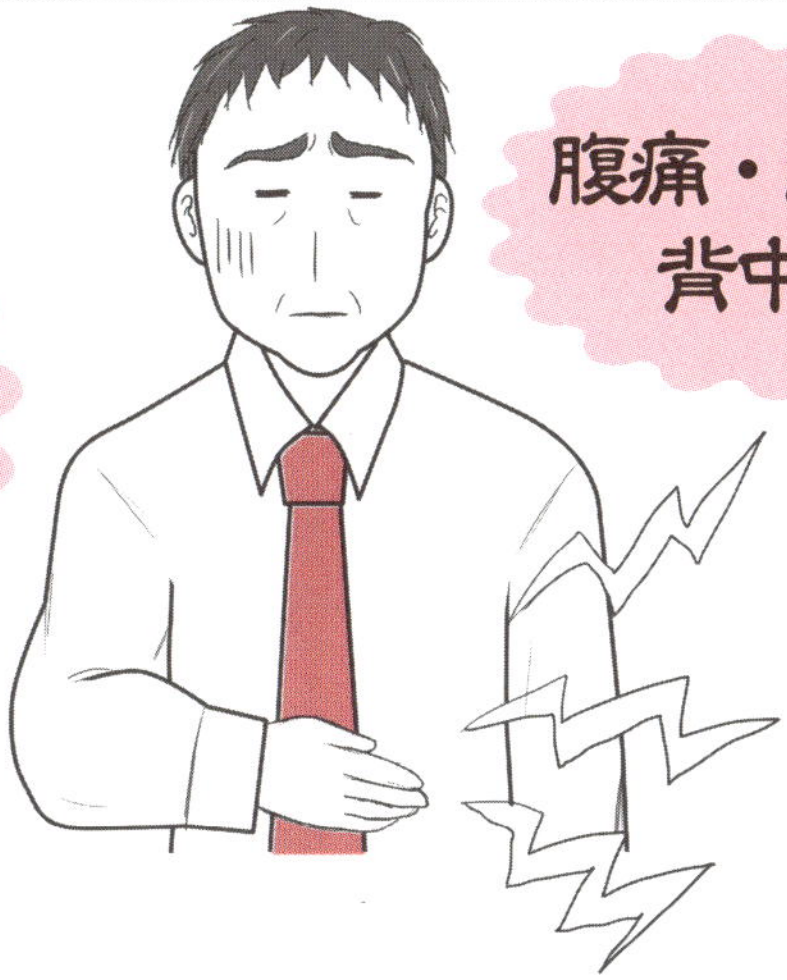

吐き気・嘔吐・
食欲不振
腹部膨満感も…

腹痛・腰痛・
背中痛

これらの症状が治まる

非代償期　すい臓機能が低下してしまう

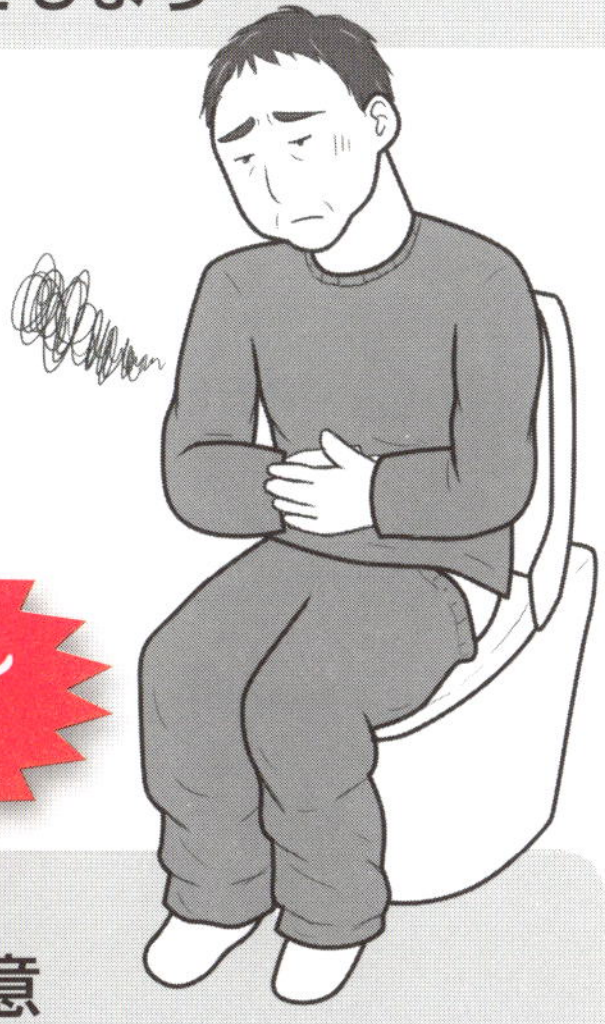

下痢・脂肪便
体重減少

糖尿病・すい臓がん
になるリスク大

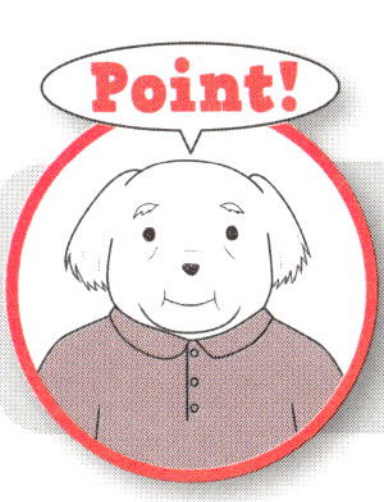

消化不良の症状には注意

慢性すい炎は、薬物療法や内視鏡治療など内科的治療が中心です

基本として、症状が進行しないように節酒や禁酒、食事制限やストレス軽減など生活習慣の改善が重要となります。喫煙も慢性すい炎を悪化させるので禁煙も必要です。

急激に強く症状（急性増悪）が現れた場合は、急性すい炎と同様の治療が行われます。代償期で腹痛が持続している場合は、鎮痛薬や内臓の筋肉のけいれんを防ぐ鎮痙薬《ちんけいやく》や、消化酵素の働きを補う消化酵素薬、活性化したたんぱく質分解酵素の働きを抑える酵素阻害薬《こうそそがいやく》を使用した薬物療法を行います。

非代償期のすい臓の機能低下による消化吸収障害に対しては、胃酸分泌抑制薬を併用しながら消化酵素薬を投与します。糖尿病の症状には、インスリン療法が行われます。

すい管の狭窄（細くなったところ）やすい石がある場合には、内視鏡を用いてすい管の狭窄部を広げるためにステント（プラスチック製の筒）を留置したり、内視鏡的あるいは経皮的ドレナージ（P64）で、すい石を除去したりします。すい石が大きい場合には、体外衝撃波結石破砕術（ＥＳＷＬ）も併用して、内視鏡治療を行います。

慢性すい炎　内科的治療

代償期

薬物療法
鎮痛薬・鎮痙薬
消化酵素薬・
たんぱく質分解酵素阻害薬

非代償期

薬物療法
胃酸分泌抑制薬
消化酵素薬

内視鏡治療
内視鏡的・経皮的ドレナージ
すい管の狭窄部を広げるステント留置
体外衝撃波結石破砕術（ESWL）

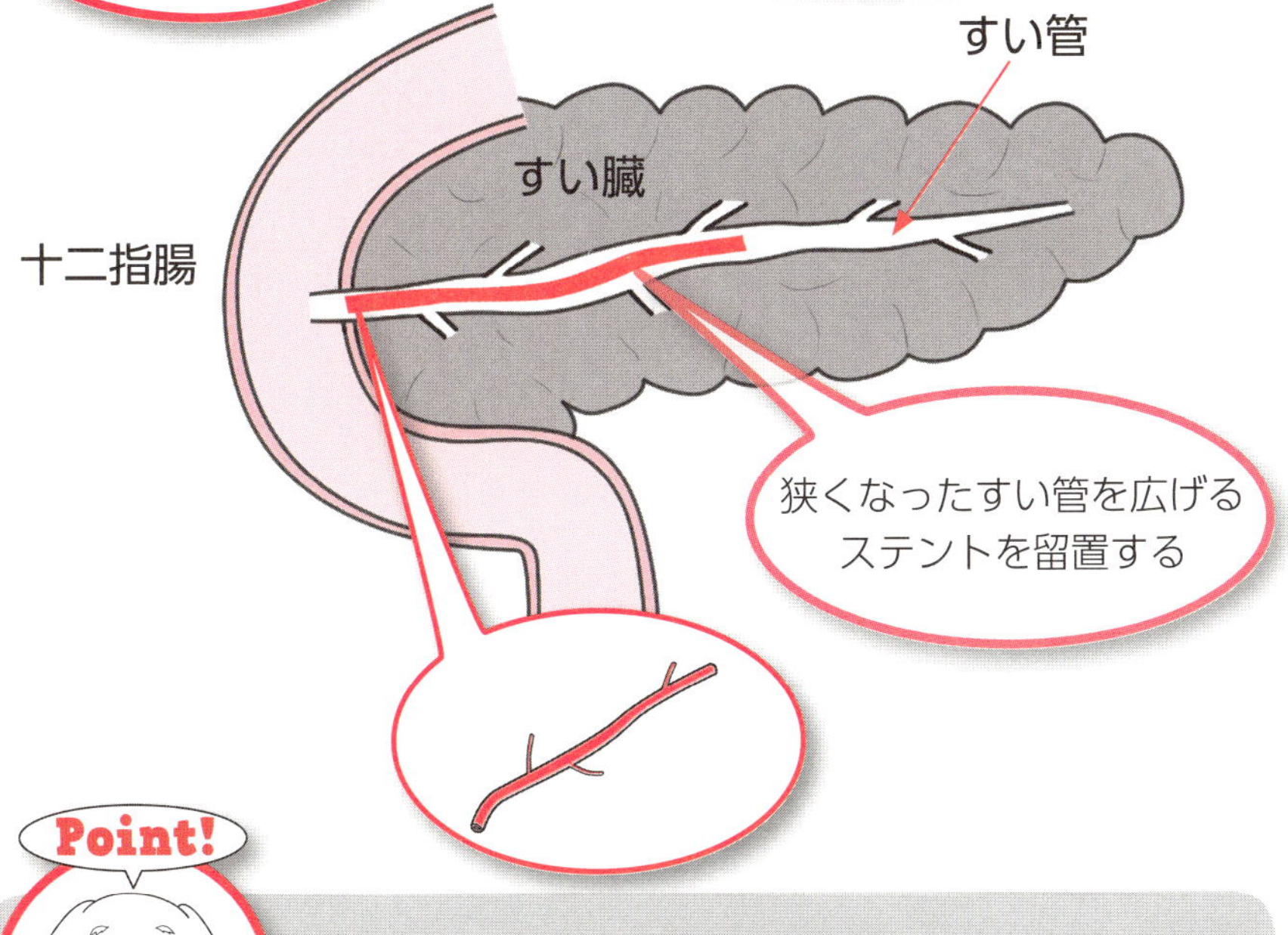

Point!
慢性すい炎は、内科的治療が中心

慢性すい炎に対しても内科的治療だけで対処できない症状には、外科的治療が行われます

慢性すい炎は内科的治療を中心に行いますが、外科的治療が必要な場合もあります。強く続く腹痛が治まらない、すい液や胆汁の通り道である胆管やすい管の流れが障害されている、すい臓機能の低下を急いで防ぐ必要があるなど、内科的治療のみでは対処できない場合外科的治療が選択されます。外科的治療には「すい管減圧術」「すい切除術」と「これら二つを組み合わせた手術」があります。「すい管減圧術」は、すい液の流れが妨げられてすい管が広がっている場合、流れを改善するためにすい管を長軸方向に切開して、すい尾部からすい頭部にかけて小腸と縫合するパーティントン手術。「すい切除術」には、病巣があるすい頭部を胆管や十二指腸、胃の一部と一緒に切除し、残された臓器を再建する「すい頭十二指腸切除術」や病巣があるすい尾部を切除する「すい体尾部切除術」。「すい管減圧術」と「すい切除術」の二つの要素を組み合わせた手術には、炎症ですい頭部が腫瘤状になった場合やすい頭部にすい石が存在する場合に実質を切除して、さらに拡張したすい管と小腸を吻合してすい管を減圧するフライ手術があります。

慢性すい炎　外科的治療

すい管減圧術

すい管を切開して、
尾部から頭部まで小腸と縫合する

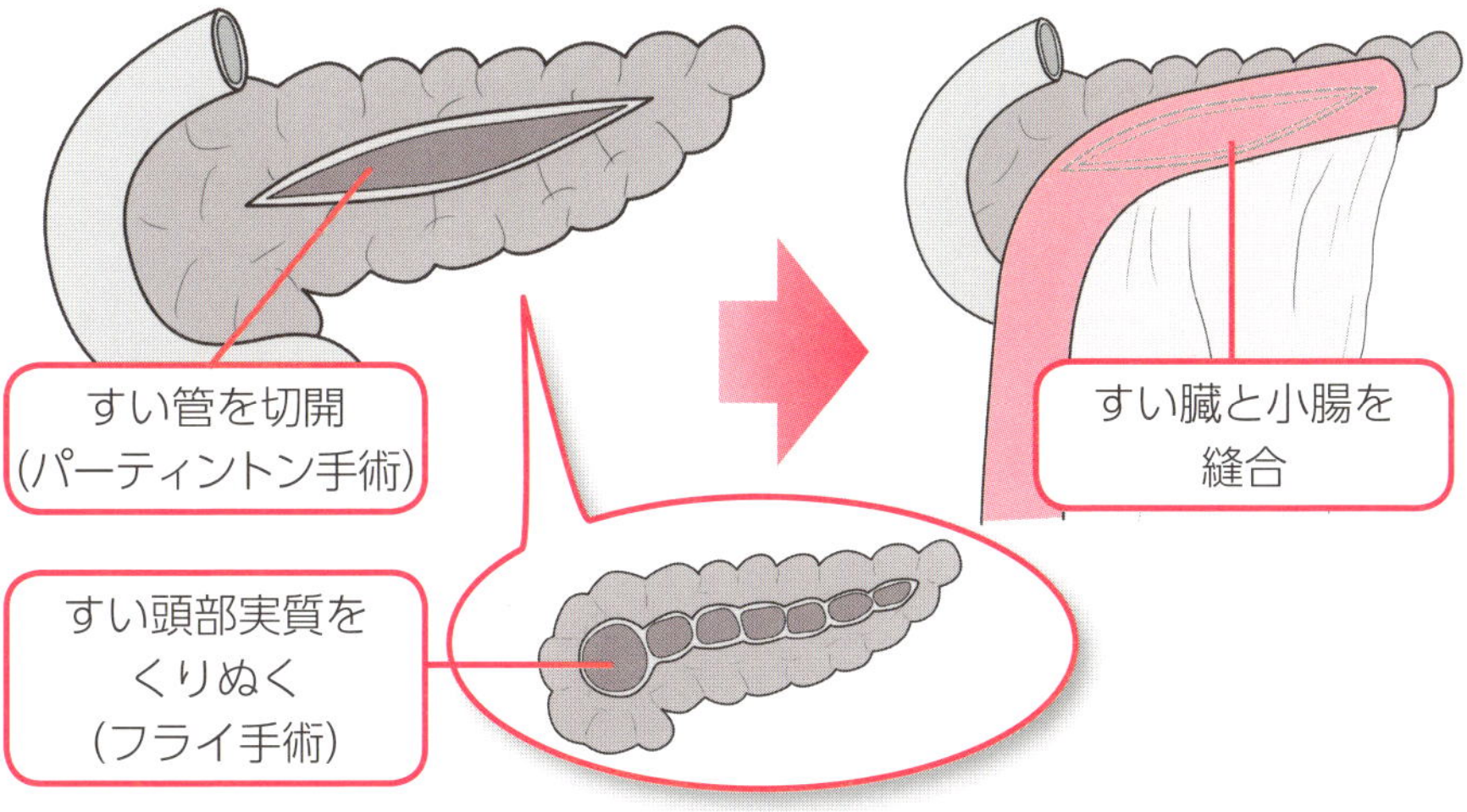

すい臓切除術

病巣のあるすい臓や胆管、十二指腸、
胃の一部を切除して、再建する

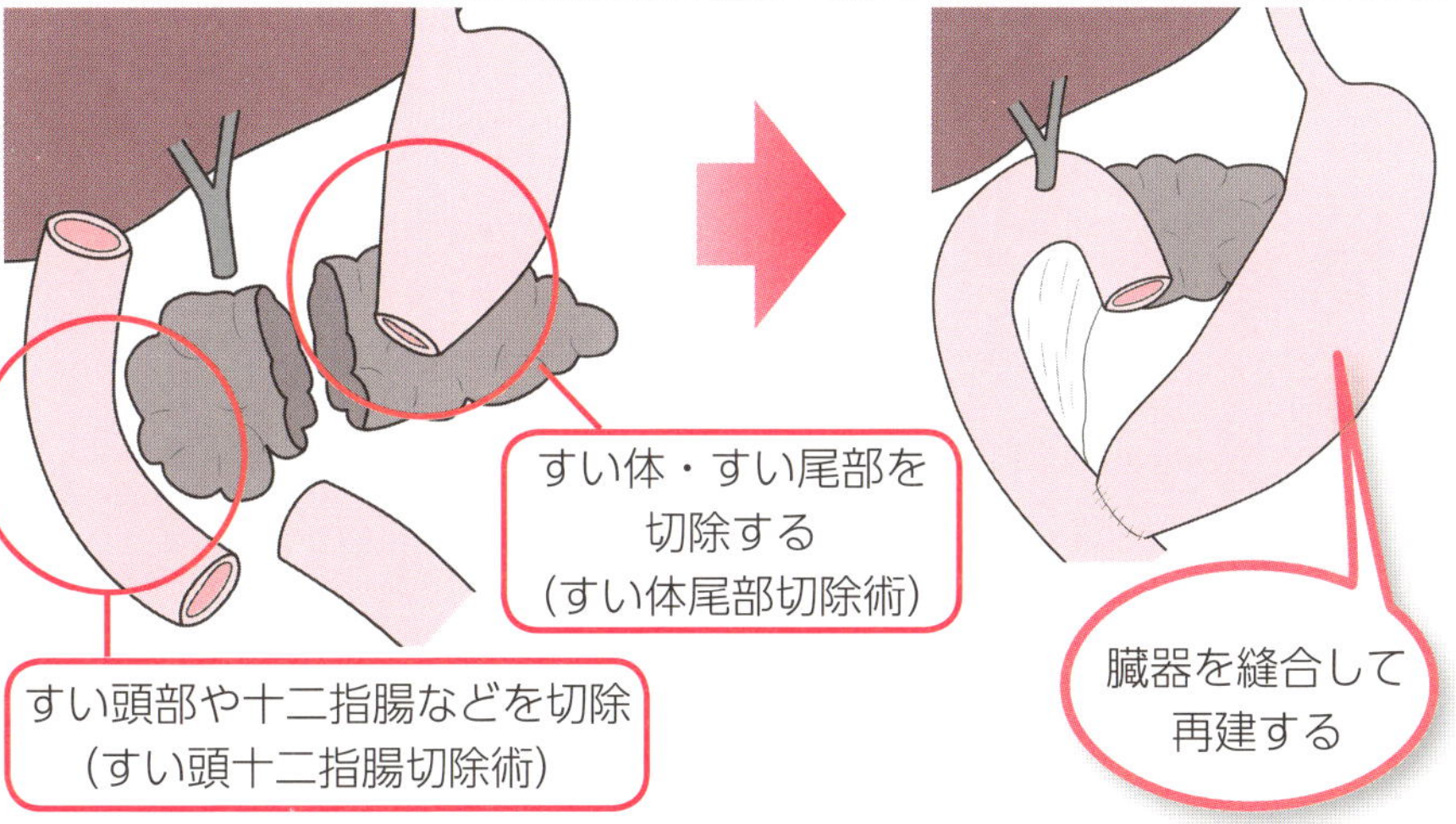

「すい石症」がある慢性すい炎からがんになる頻度は健康な人の20～30倍です

慢性すい炎と診断された人の約4割に「すい石症」が見られ、症状が進行するに従って発症する頻度が高くなります。すい管内に作られたすい石によって、すい液の流れが障害されて、腹痛や発熱、炎症が引き起こされた症状をすい石症と言います。

すい石が現れるのは、すい炎の発作があってから、およそ5年くらいの頃からです。すい石は、すい液の中のたんぱく質が結晶化して、そこにカルシウムが沈着して作られる結石だと考えられています。白っぽくて硬く、大きさは5㎜以下の小さいものから、10㎜を超えるものまでさまざまです。

慢性すい炎からすい臓がんに至る危険度は高いとされていますが、特にすい石症がある場合はがんになる頻度は高く、健康な人の20～30倍と言われています。すい石症は、その症状や進行度を診断しながらすい炎の治療法に準じます。すい石を除去するために、「体外衝撃波結石破砕術」（ESWL）、「内視鏡的乳頭バルーン拡張術」（EPBD）（P66）や「すい管減圧術」や「すい臓切除術」（P76）が行われることがあります。

慢性すい炎の人の約4割は「すい石症」

すい石症

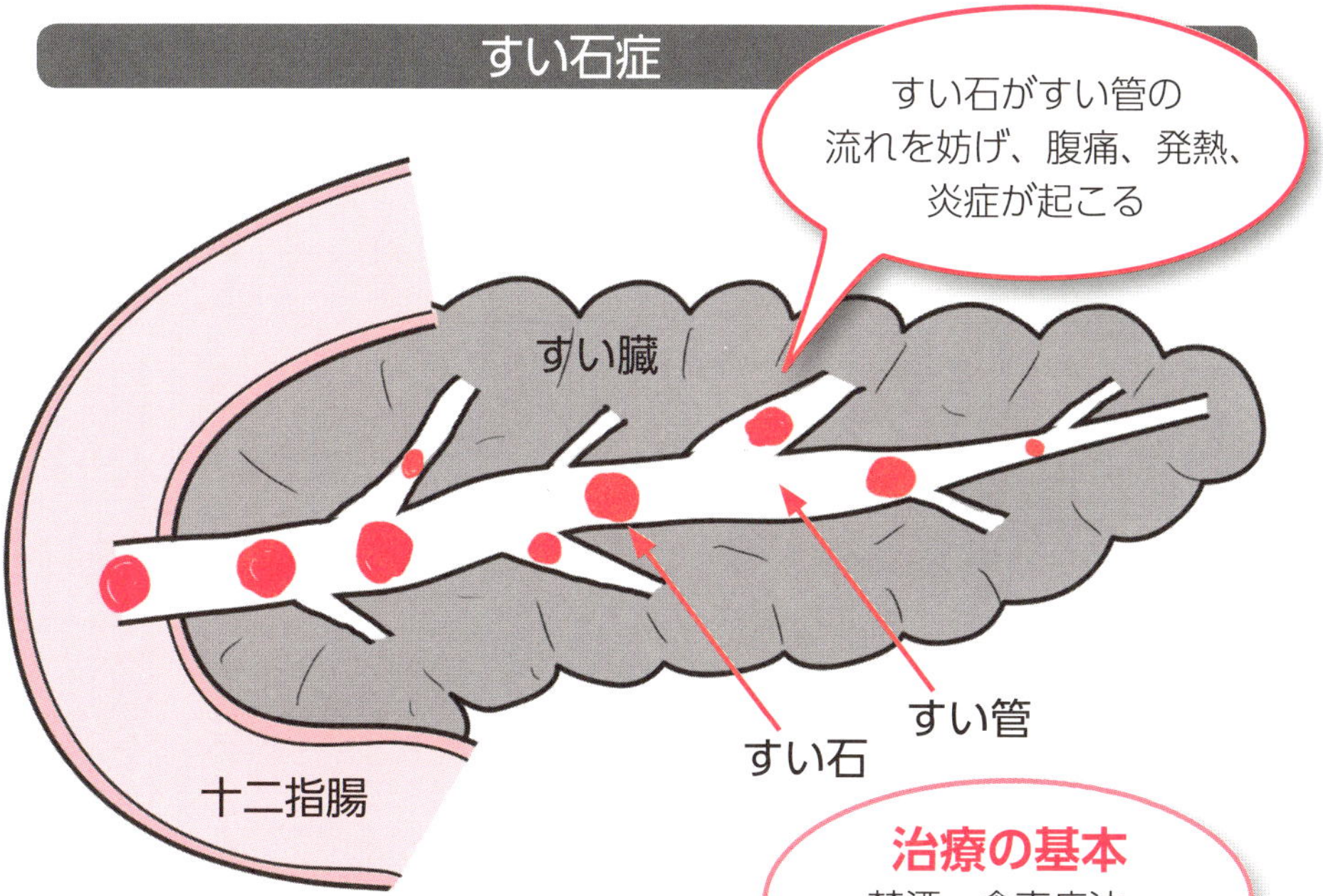

治療の基本
禁酒・食事療法・
薬物療法

症状の悪化が見られる場合

すい石を除去
●体外衝撃波破砕術（ESWL）
●内視鏡的乳頭バルーン拡張術（EPBP）
●すい管減圧術　●すい臓切除術　など

Point!

すい石症は、がんのリスクが高まる

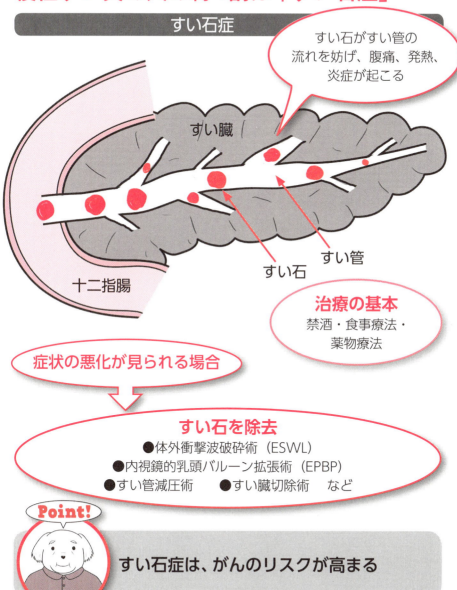

すい炎の中で最も多い原因は飲酒による「アルコール性すい炎」です

一般に「アルコール性すい炎」はアルコールの過剰摂取によって発症する「急性すい炎」とされます。飲酒が習慣になっている人は気をつけたいものです。

では、「アルコールの過剰摂取」とはどのくらいの量でしょう。10～15年間に毎日、日本酒で3合、焼酎で2合、ビールで中ビン3本、ウイスキーでダブル3杯、ワインでグラス6杯以上の飲酒を続けていると、すい炎になる可能性が高まると言われます。また飲酒量のみならず、遺伝や生活環境などの要因も発症リスクを高めるとされます。

確かに解明はされていませんが、アルコールを大量摂取することで、すい液の分泌量が増える、消化酵素が多く含まれたすい液が出される、すい管の出口がむくむ、アルコール自体がすい臓を傷める、活性酸素が過剰に発生してすい臓の細胞を傷つけることが「アルコール性すい炎」の原因として考えられています。

治療により一時症状が治っても、また飲酒をしてしまうと再発します。何度も急性すい炎が繰り返されると、慢性すい炎に移行する可能性も高まるので注意しましょう。

アルコール性すい炎

アルコールの過剰摂取量とは？

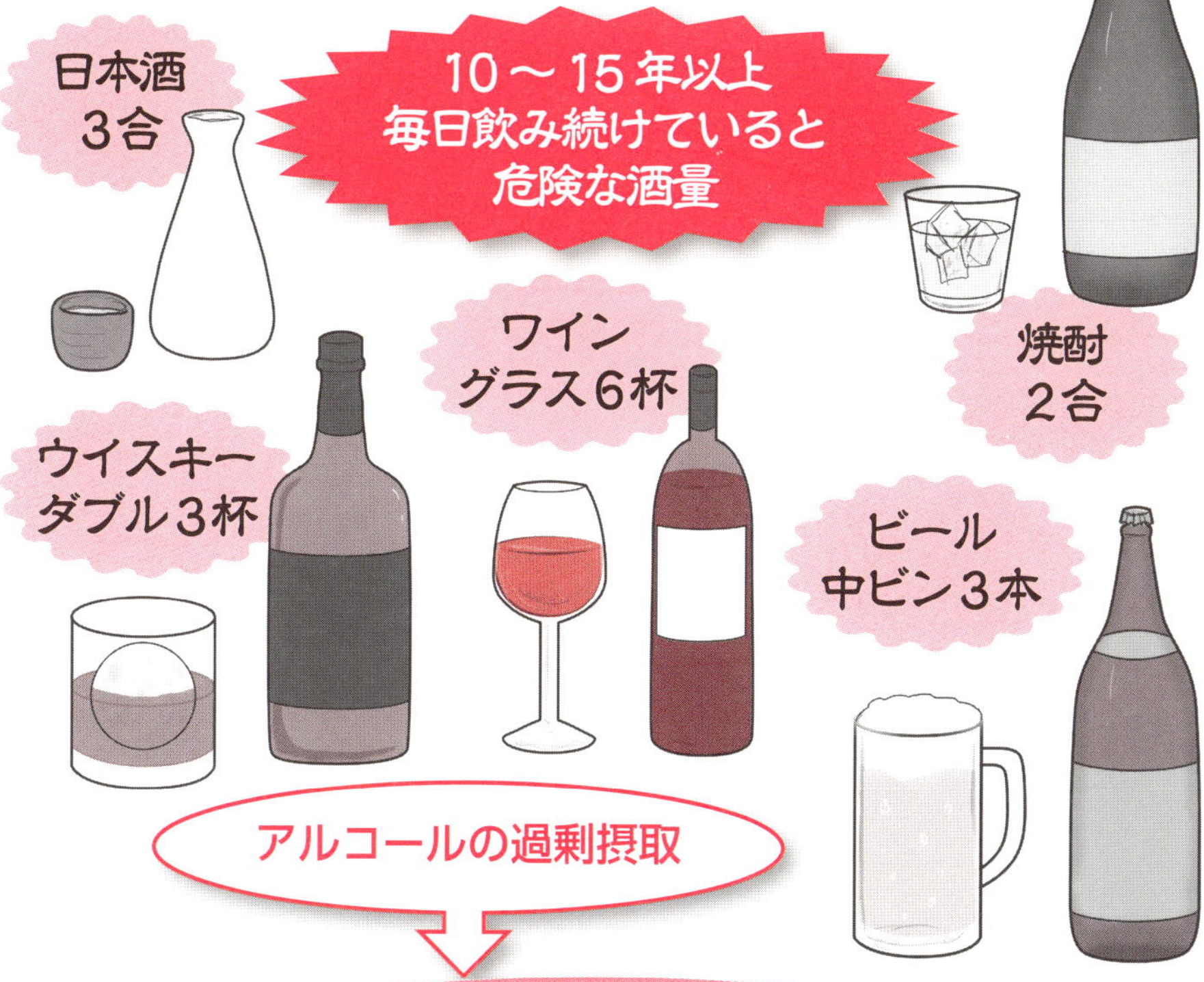
日本酒
3合
10～15年以上
毎日飲み続けていると
危険な酒量
ワイン
グラス6杯
焼酎
2合
ウイスキー
ダブル3杯
ビール
中ビン3本

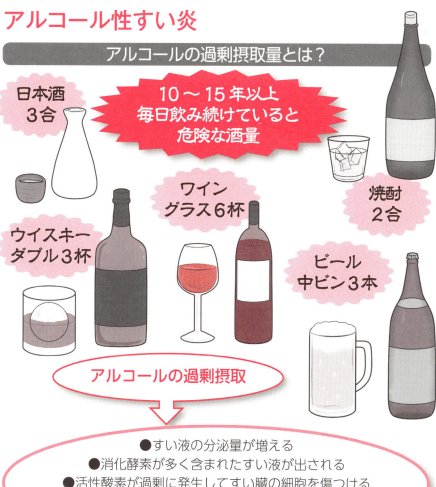

アルコールの過剰摂取

- すい液の分泌量が増える
- 消化酵素が多く含まれたすい液が出される
- 活性酸素が過剰に発生してすい臓の細胞を傷つける
- アルコール自体がすい臓を傷める
- すい管の出口がむくむ

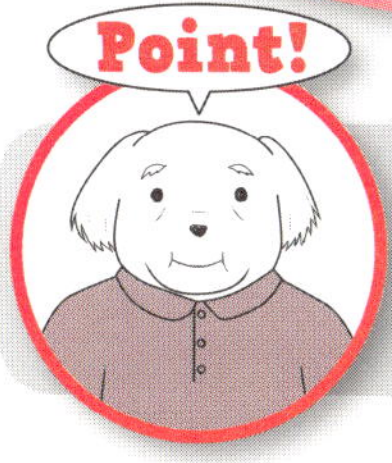

再発防止のためにも、節度ある飲酒を！

コラム3

慢性すい炎の新治療!
すい島の自家移植成功

2013年、「遺伝性すい炎を患い、すい臓のほとんどを摘出していた30代女性の残っていたすい臓の中からインスリンを分泌するランゲルハンス島（すい島）を取り出し、点滴で本人の肝臓に移植する手術に国内初で成功した」と大阪大病院が発表した。すい臓機能が著しく低下して、激しい腹痛に襲われ、食事や行動を制限されていた日々を送っていた女性は「生活が劇的に変わった」と語り、重篤な慢性すい炎に対する新たな治療法として注目を集めました。

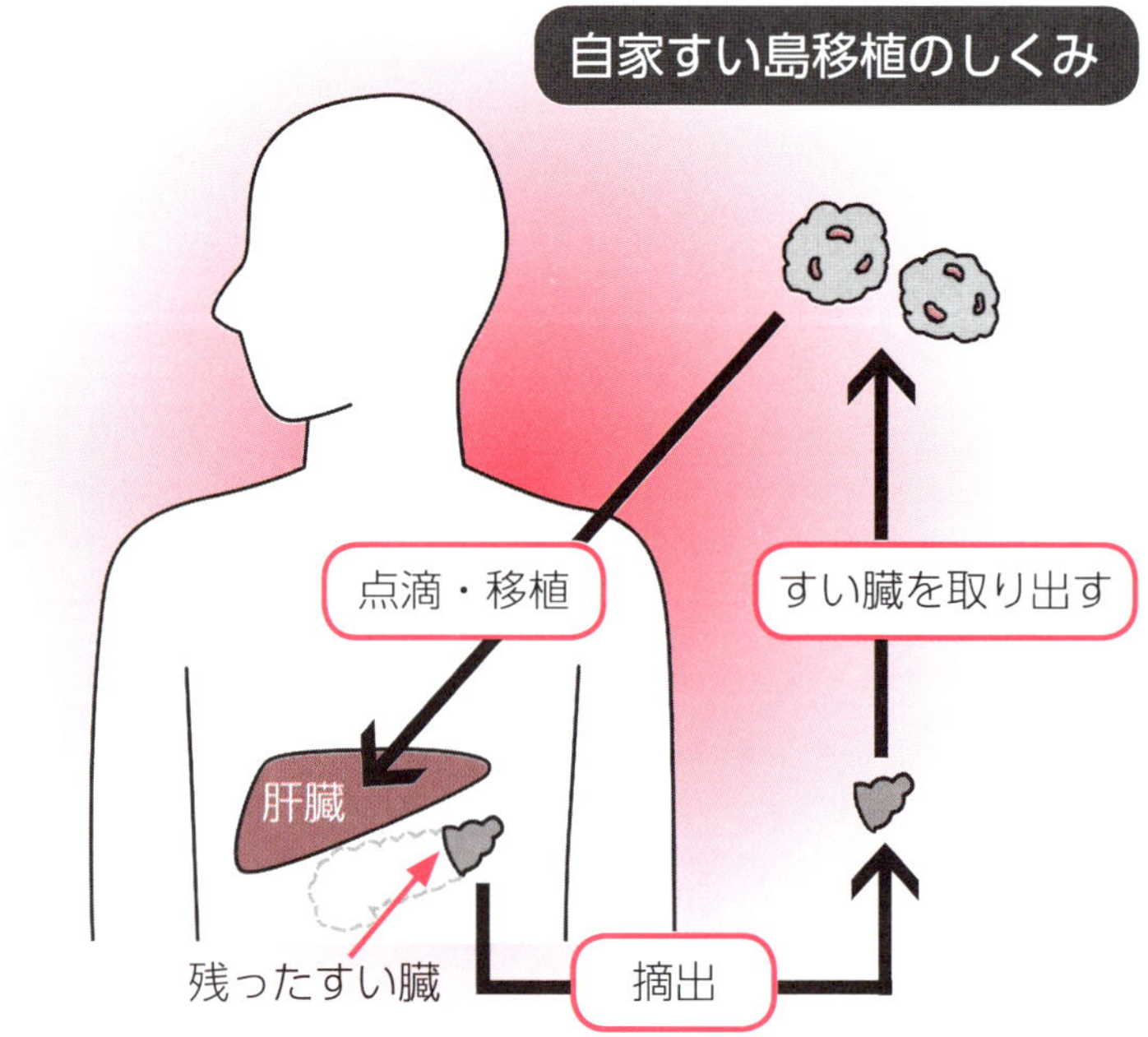

第4章

すい臓の糖尿病

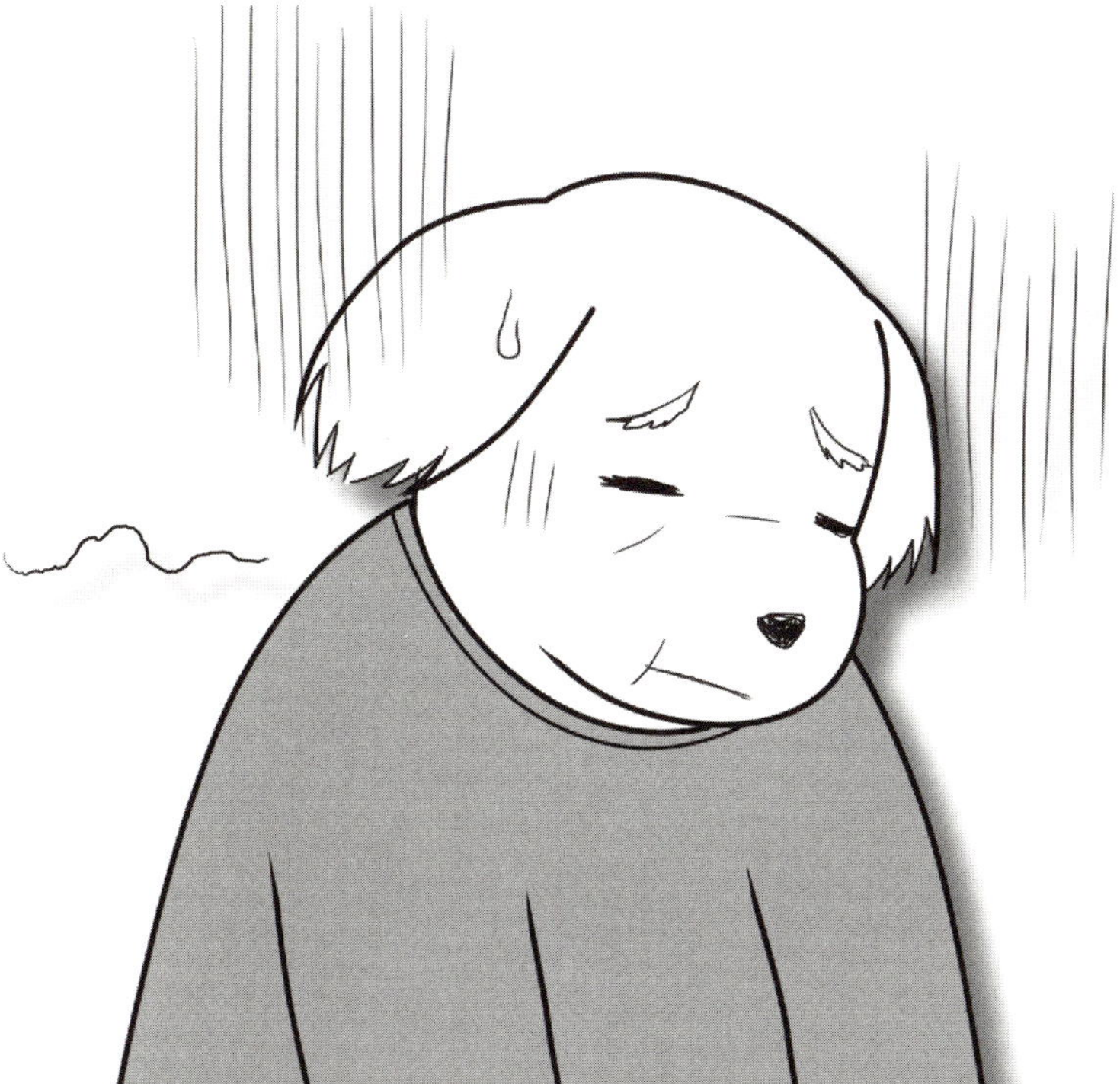

「すい性糖尿病」は、糖尿病でありながら「低血糖症」の症状が多く見られます

２０１４年の厚労省の調査結果によると、「糖尿病」の患者数は３１６万６０００人に上り、過去最高となりました。国民病とも言われる誰もが知る病気です。

糖尿病とは、血液中に含まれるブドウ糖を身体の細胞に取り込むインスリンというホルモンの働きが低下するため、食事から得た糖がうまく体内で養分として活用されず、血液中に糖（血糖）が多くなる（高血糖）疾患で、全身に重篤な合併症を引き起こします。

一般的には、身体が「高血糖状態であること」が糖尿病として知られていますが、糖尿病の中には、血糖値が過剰に下がり低血糖状態に至る「低血糖症」も含まれます。

通常はインスリンの働きで血糖値が下がると、バランスを取るために血糖値を上げるホルモンであるグルカゴンが分泌されて血糖値が正常に保たれます。

しかし、すい臓疾患に伴って発症する「すい性糖尿病」では、グルカゴンの分泌も低下するため、低血糖に陥りやすく血糖コントロールが不安定な状態になります。すい性糖尿病では、低血糖の症状が見られることが多いので、理解をしておくことが必要です。

高血糖と低血糖の数値

血糖値（空腹時）		
	高血糖値	１２６mg/dℓ以上
	正常血糖値	70～１０９mg/dℓ
	低血糖値	60～70mg/dℓ未満

血糖値を調整するインスリンとグルカゴンの働き

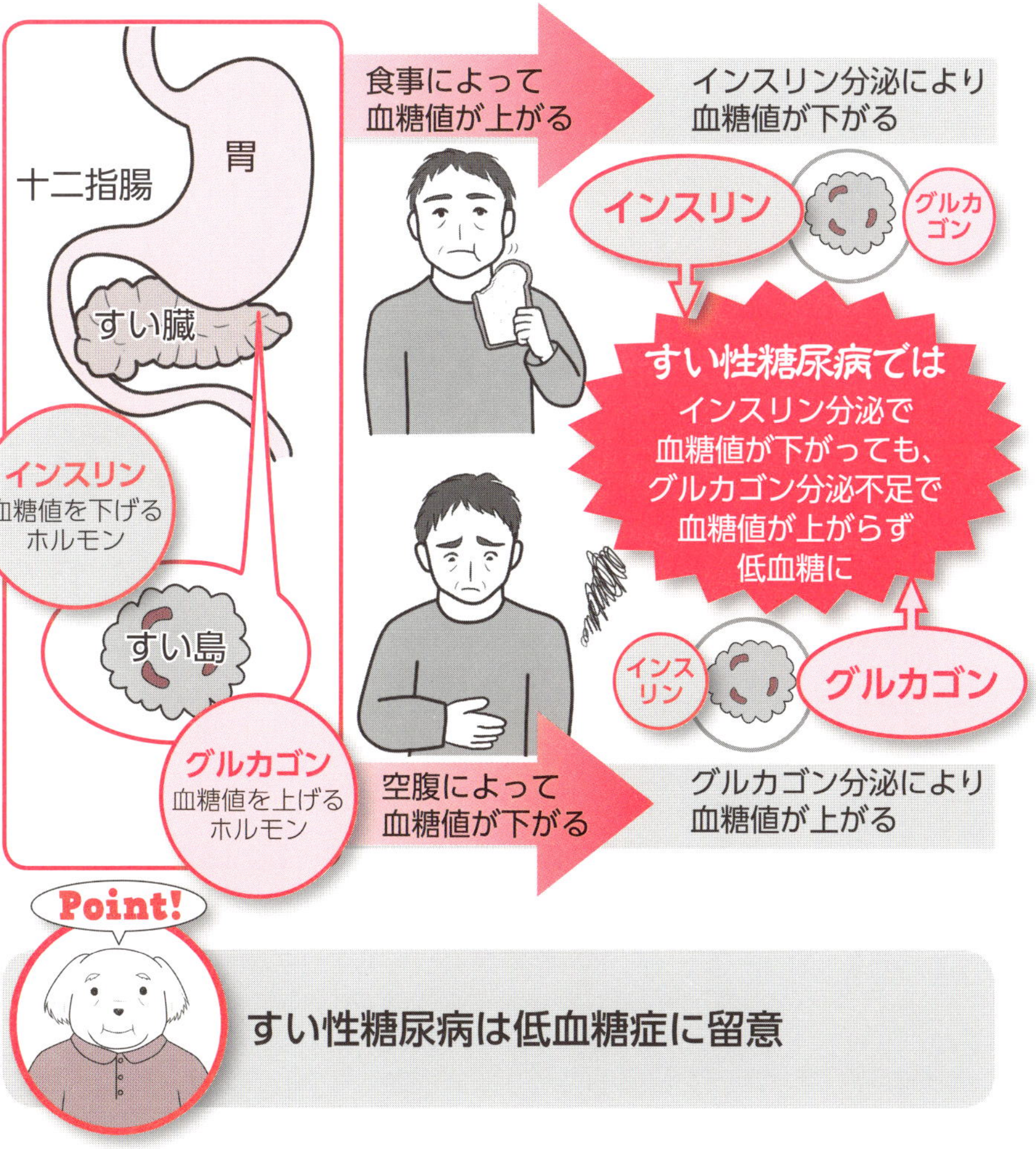

Point!

すい性糖尿病は低血糖症に留意

すい性糖尿病は、多くの人が患うⅠ型・Ⅱ型の糖尿病のタイプとは異なります

糖尿病は、原因別に４つに分類されますが、すい性糖尿病は「他の疾患、病態に伴うもの」にあてはまり、病気によって起こる二次性（続発性）の糖尿病です。

「Ⅰ型」は主に20歳以下の人に多く見られるため「若年性糖尿病」と言われ、すい臓のインスリンを作る細胞が破壊されている糖尿病です。

「Ⅱ型」は40歳以降の中高年に多く、生活習慣の乱れや肥満が原因ですい臓が衰弱してしまい、インスリンの働きが悪くなり、分泌量が減ることで起こります。糖尿病患者のおよそ9割を占め、一般的によく知られています。「他の疾患、病態に伴うもの」は、すい臓や肝臓、感染症などの病気や遺伝子異常から、糖尿病を発症するタイプです。「妊娠糖尿病」は、妊娠期間中に高血糖状態が続いてしまう糖尿病です。

広い意味では、Ⅰ型やⅡ型の通常の糖尿病を患っている人が、さらにすい疾患によって症状が悪化したものも含めて「すい性糖尿病」と考えられますが、厳密には、すい疾患に伴って初めて糖尿病が出現したものを「真のすい性糖尿病」と定義されています。

糖尿病の４つのタイプ

通常はⅠ・Ⅱ型糖尿病が多い

９割はこのタイプ

- Ⅰ型…先天的にすい臓細胞が破壊されている「若年性糖糖尿病」
- Ⅱ型…生活習慣の乱れからインスリン分泌が衰える
- 特定の病気や遺伝子異常が原因
- 妊娠糖尿病…妊娠期間中に高血糖状態になる

すい性糖尿病

すい性糖尿病とは？

すい性糖尿病

Ⅰ型　糖尿病
Ⅱ型　糖尿病

すい疾患で悪化

真の
すい性糖尿病
すい疾患で初めて発症

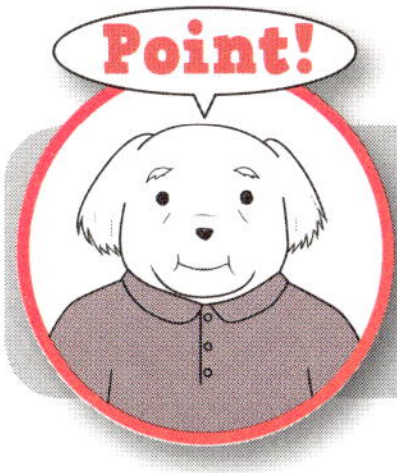

すい性糖尿病は、
Ⅰ型・Ⅱ型糖尿病とは異なる

すい性糖尿病の原因となるすい臓の病気の第1位は、慢性すい炎です

２００５年の全国疫学調査の結果によると、すい疾患に伴って初めて糖尿病を発症したすい性糖尿病の患者数は１万９５００人で、全糖尿病患者のうち0.8％を占めました。

この糖尿病の原因となったすい臓の病気は、第１位が慢性すい炎で40％、第２位がすい臓がんで24・6％、すい臓切除術後のものが10・２％、急性すい炎が7.5％、自己免疫性すい炎によるものが6.1％でした。このうち、すい性糖尿病を発症した慢性すい炎の患者さんの特徴を見ると、原因として飲酒によるものが77・３％と最も多く、インスリン治療を必要としたのは66・7％、すい石症の合併は62・５％に認められました。飲酒状況については、37・５％が禁酒できたのに対して、53・７％は継続していました。

慢性すい炎の治療において、インスリン療法を受けている人は、副作用として低血糖症状が起こりやすく、さらにインスリン治療をしながら飲酒を継続しているとその頻度が高まります。また、すい性糖尿病の原因となる慢性すい炎でも最も多い原因が飲酒であり、すい石症も大量飲酒に起因します。治療効果を得るためにも禁酒をしましょう。

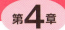

すい性糖尿病を発症した慢性すい炎の特徴

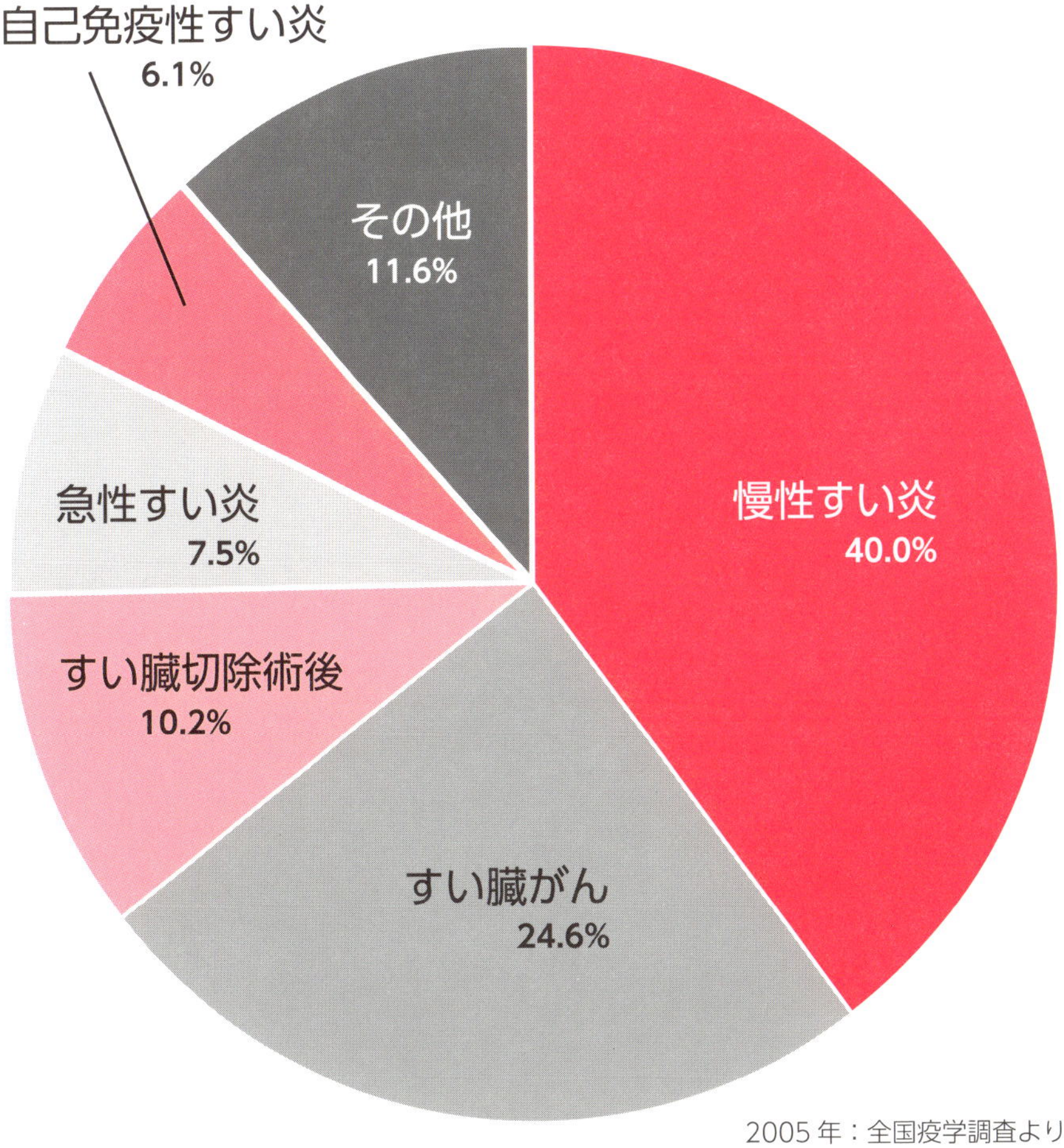

2005年：全国疫学調査より

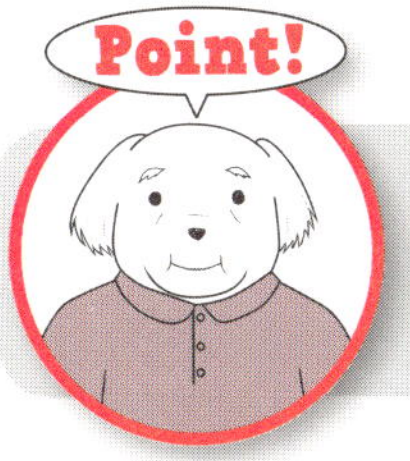

すい性糖尿病の原因の４割は慢性すい炎

すい液が充分に分泌されずに「脂肪便」、「栄養障害」、「低血糖」が起こります

すい性糖尿病には、消化吸収障害による「脂肪便」や、栄養成分を充分摂取できなくなる「栄養障害」、血糖値の変動の大きさから起こる「低血糖症」などの症状があります。

脂肪便は、食事から摂取した脂質を消化吸収する酵素を含むすい液が、すい臓機能低下のため充分に分泌されず、消化されないまま便に排出されてしまうものです。

すい液の分泌が充分でないと、脂質だけに限らず、身体を維持するために必要な栄養成分を適切に取り入れることができなくなる栄養障害が起こります。

血糖値は食事の前後で1日のうち何度か変動を繰り返していますが、正常な変動の幅である70～109mg/dlの間を外れて低い方に傾いている状態を低血糖症と言います。

低血糖の症状として、血糖値が急激に下がるときは、発汗や動悸、口が渇くなど「自律神経症状」が現れ、血糖値が緩やかに下がるときは、集中力の低下、眠気、発語困難など「中枢神経症状」が見られます。このような症状がない「無自覚性低血糖」もあります。すい性糖尿病は低血糖症状が現れにくく、突然昏睡状態に陥るケースもあります。

栄養障害と脂肪便

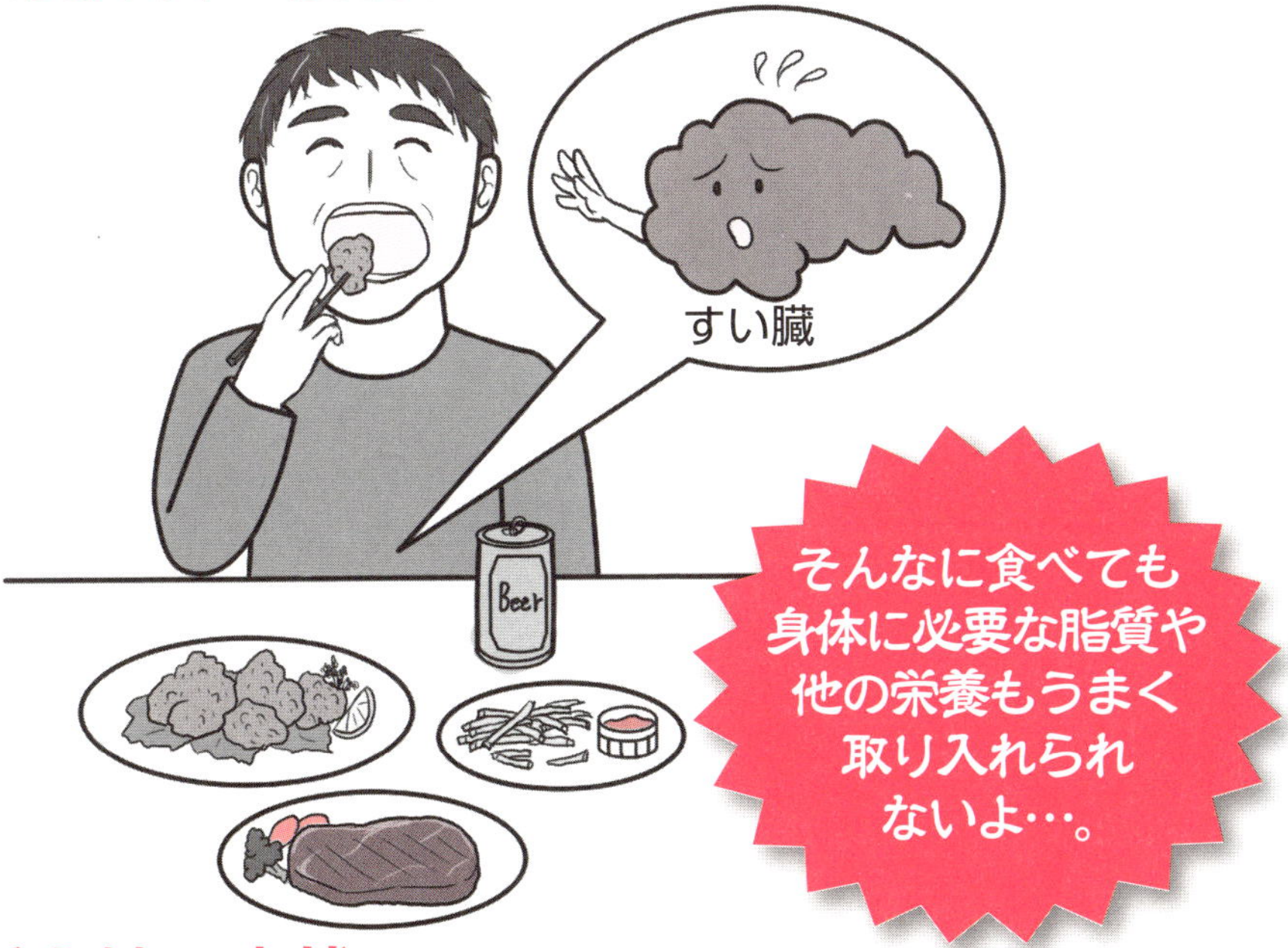
すい臓
Beer
そんなに食べても
身体に必要な脂質や
他の栄養もうまく
取り入れられ
ないよ…。

低血糖の症状

- ●自律神経症状…血糖値が急激に下がる
  発汗、動悸、口が渇く、空腹感など
- ●中枢神経症状…血糖値が緩やかに下がる
  集中力の低下、眠気、発語困難など
- ●無自覚性低血糖…中枢神経や自律神経の自覚症状がない

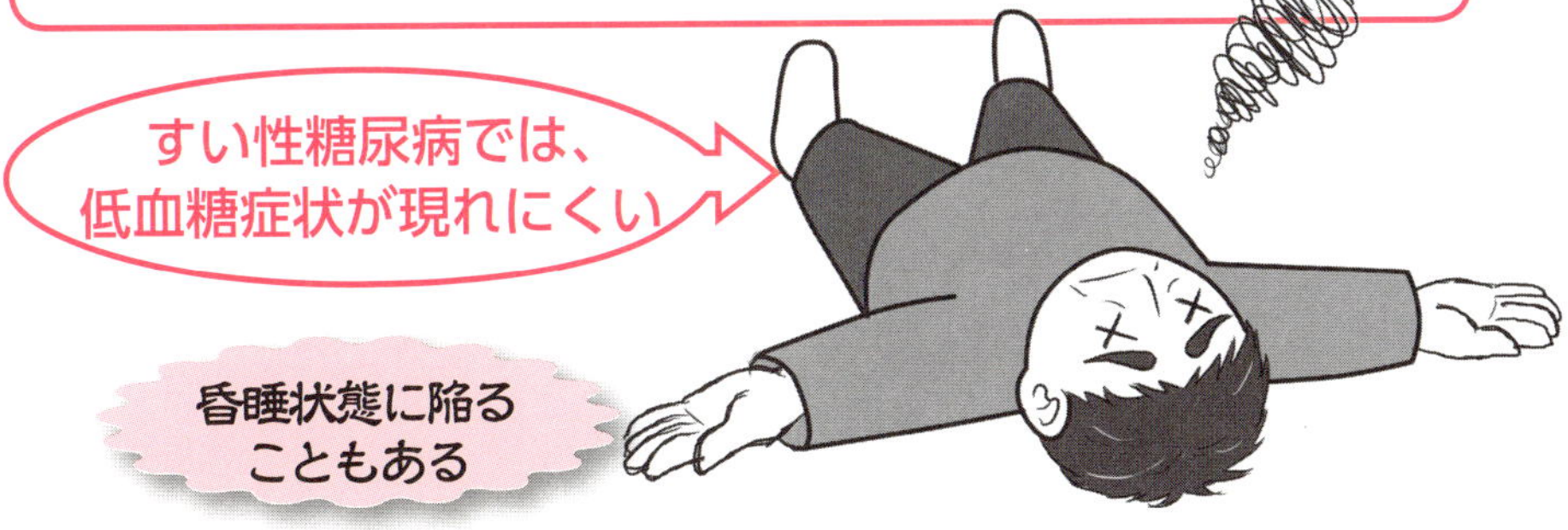
すい性糖尿病では、
低血糖症状が現れにくい
昏睡状態に陥る
こともある

すい性糖尿病の低血糖症状に考慮した食事療法や薬物療法が行われます

すい性糖尿病の治療は、病気の症状や進行度を診断し、身体に必要な栄養を評価して、消化吸収が障害されている原因を把握しながら食事療法と薬物療法を行います。

栄養評価では、体脂肪量と除体脂肪量を加えた体重測定と血中のヘモグロビン、総コレステロール、アルブミンなどを見て栄養バランスを測定する血中栄養指標を用います。

食事療法では、一般的に栄養状態の改善が優先されるため、高血糖を避けるエネルギー制限は行われず、低脂肪の食事は勧められません。食事の適正カロリーは1日に標準体重（kg）×30kcal以上で、適正脂肪量摂取量は1日に40～60gとされます。

薬物療法では、消化酵素薬ですい酵素を補充して消化吸収障害を改善します。次に血糖コントロールのために、インスリン投与を行います。すい性糖尿病では、少量のインスリンでも低血糖症状が起こりやすいため、インスリンを投与する量や種類、方法を細かく決めます。変動しやすすい血糖値を安定させるため、超速効型インスリンと長時間持続型のインスリンが併用されます。

すい性糖尿病　治療

栄養評価

体重測定（体脂肪量・除体脂肪量）
血中栄養分を測定（血中栄養指標）
身体の栄養状態を診断

食事療法

適正カロリー　１日に標準体重× 30kcal
標準体重（kg）22（BMI 指数※）×身長（m）×身長（m）
例）身長 170cm の人の場合、22 × 1.7 × 1.7 × 30kcal = 1907kcal
適正脂質摂取量　１日に 40 ～ 60 g（3 食分で合計）
例）食品 100g 当たりの脂質の含有量（単位 :g）
牛ばら肉　50 g／さば（開き干し）28.5 g／鶏むね肉（皮付き）11.6 g など

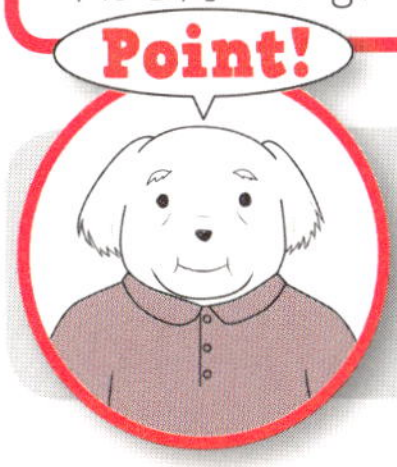

すい性糖尿病では、低脂肪の食事は勧めない

薬物療法

消化酵素薬・胃酸分泌抑制薬ですい酵素を補充
インスリン超速効型と長時間持続型併用で血糖コントロール

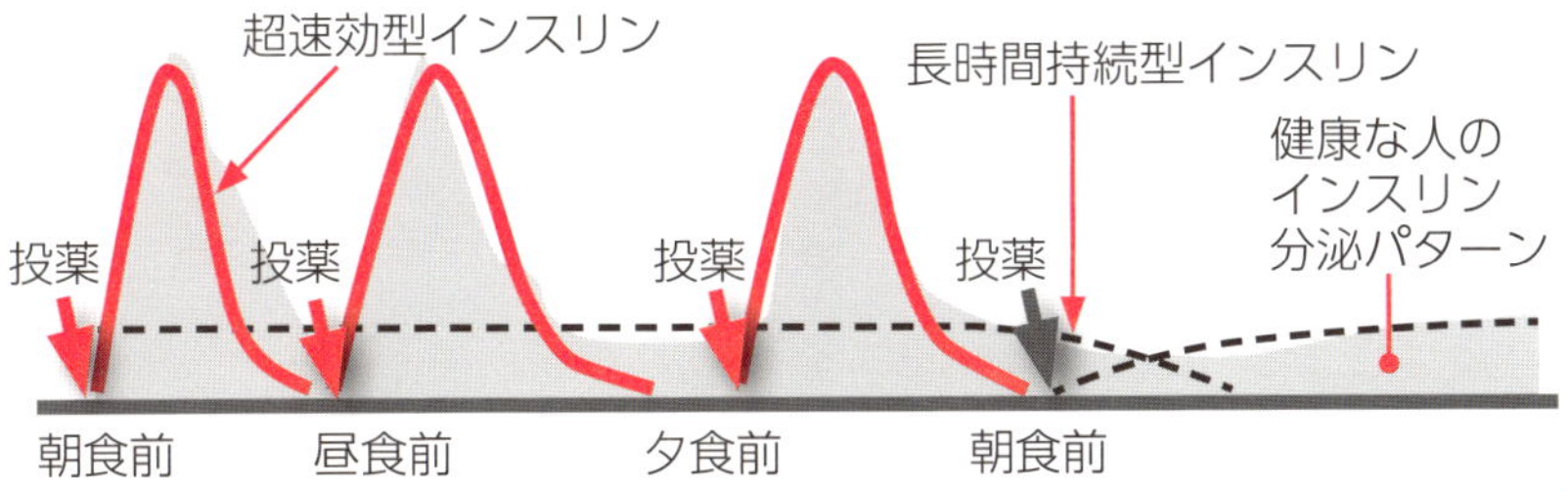

※ＢＭＩ指数とは：世界保健機関（ＷＨＯ）が定める肥満判定基準。22 が標準体重指数で、最も生活習慣病のリスクが低い。

Ⅰ型・Ⅱ型の通常糖尿病と同様に、合併症の早期発見・適切な治療が大切です

糖尿病の罹病《りびょう》期間が長いほど、全身に及ぶ臓器の機能低下が見られ、合併症を起こしやすくなります。糖尿病の恐ろしさは、合併症にあるとされています。

かつてすい性糖尿病は、Ⅰ型・Ⅱ型の通常糖尿病と比べて、合併症の発生頻度が少ないとされてきましたが、慢性すい炎に関する長期の経過観察の例が増加したことにより、決してその頻度は低くないとわかってきました。すい性糖尿病患者さんの死因の多くは、通常糖尿病と同様に糖尿病合併症によるものと言われます。

糖尿病の三大合併症のうち、細い血管に見られる「腎症」や「網膜症」の発症頻度は、通常糖尿病と同じ程度、「神経障害」は、過剰なアルコール摂取によるすい性糖尿病が原因とされ、通常糖尿病よりやや高いという報告もあります。

太い血管に見られる「心筋梗塞」「脳硬塞」、「動脈硬化症」の発症頻度は少ないのですが、感染症による「肺結核」、「肺膿瘍」は、通常糖尿病より高いというデータがあります。

糖尿病の合併症の早期発見・適切な治療と血糖コントロールが大切です。

通常（Ⅰ型・Ⅱ型）糖尿病と すい性糖尿病の合併症の頻度

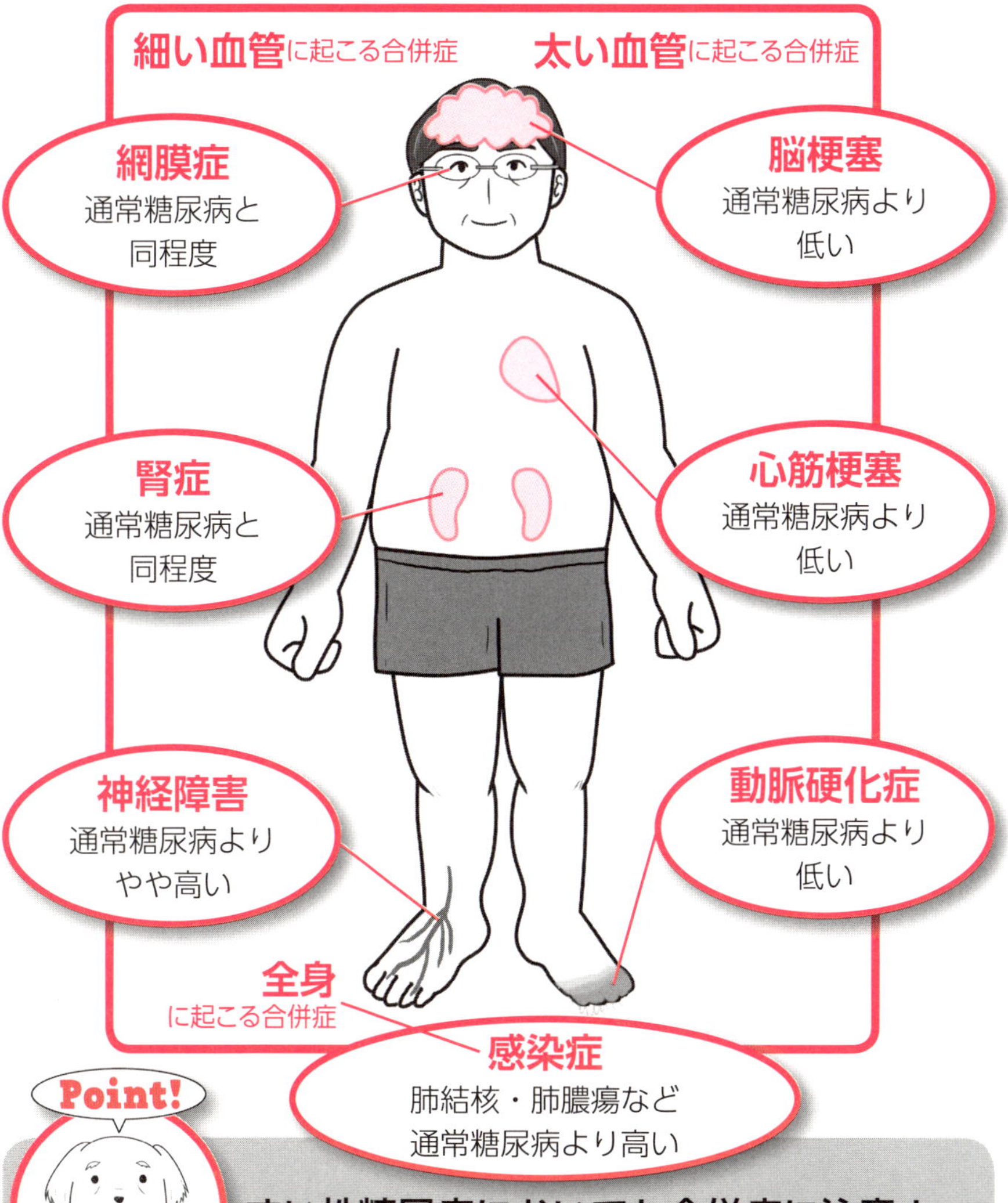

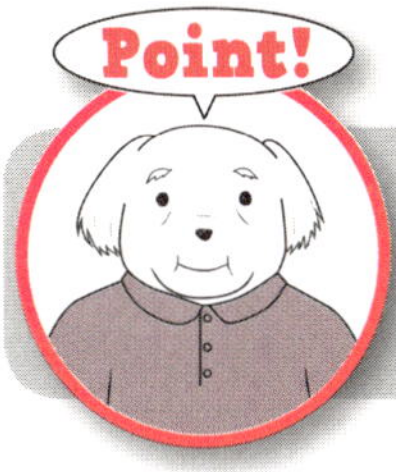

すい性糖尿病においても合併症に注意！

コラム4

怖い! 糖尿病の合併症

糖尿病をそのまま放置していると、血管と神経が侵されて、全身への栄養補給が滞ってさまざまな臓器が障害され、合併症が起こります。糖尿病の三大合併症としてよく知られているのは、「網膜症」「腎症」「神経障害」ですが、他にも脳梗塞や狭心症、心筋梗塞、動脈硬化症、歯周病や認知症などの発症率も高くなります。これらの病気になってしまうと治癒は困難で、生活の質を保つことができず、寿命が短くなります。早期発見・治療が大切です。

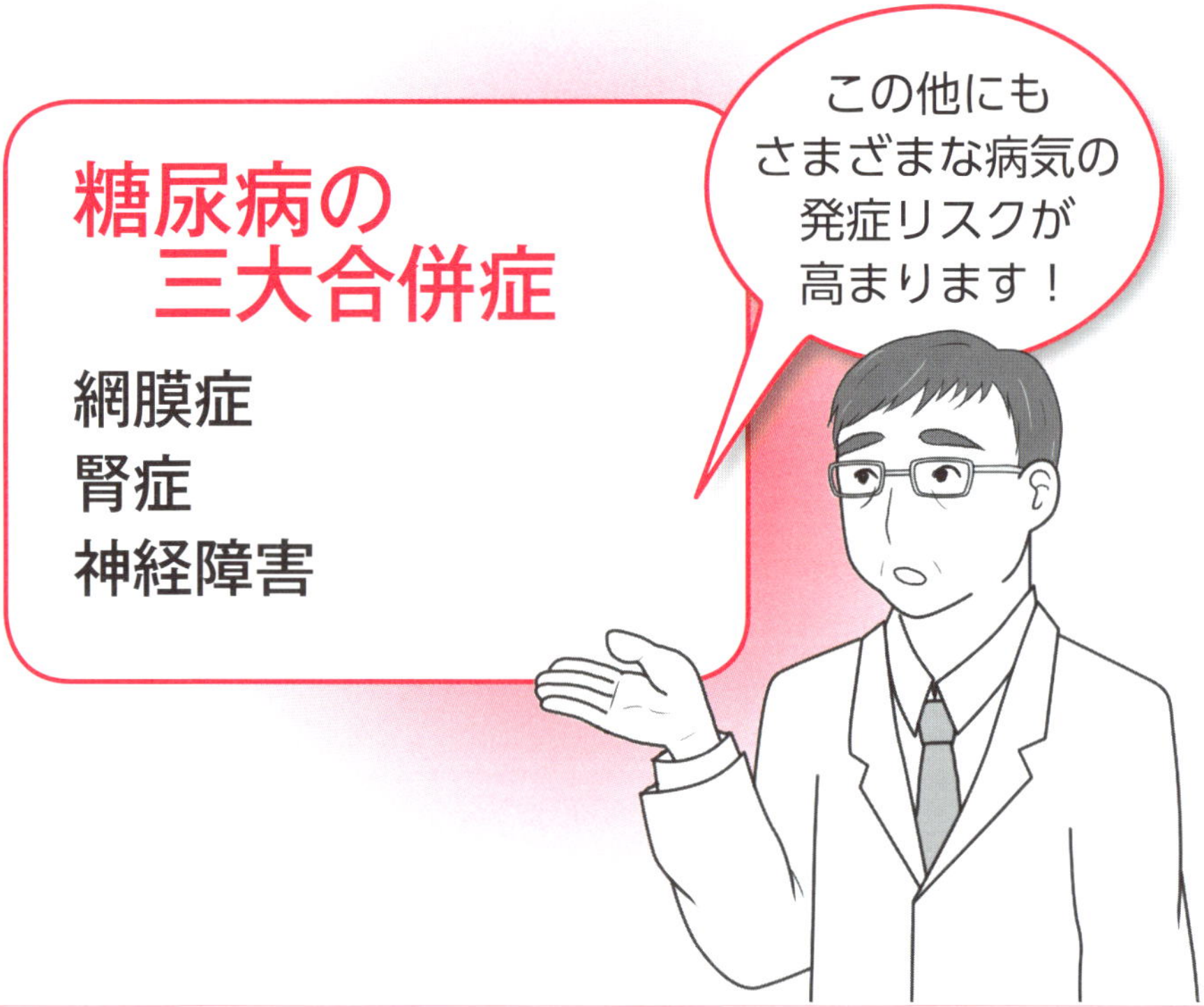
糖尿病の
三大合併症
網膜症
腎症
神経障害
この他にもさまざまな病気の発症リスクが高まります！

第5章

すいのう胞とすい臓がん

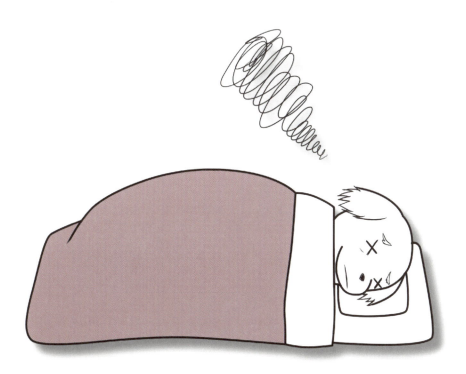

すい臓にできる袋状の腫瘍《しゅよう》で良性と悪性のものがあります

すい臓の内部や周囲に、異常に増殖した細胞が溜まる袋（腫瘍）ができる病気がすいのう胞疾患です。すい臓の病気の合併症としてできるものと、すい臓の病気とは関連なくできるものがあり、良性腫瘍と良性・悪性腫瘍（※）があります。

良性腫瘍は、全身への影響が少ないという意味で、転移や再発を起こすことはありませんが、良性・悪性腫瘍は他の場所に転移しやすく、周囲の細胞を破壊するものです。

代表的なすいのう胞性疾患として、良性腫瘍に仮性のう胞、漿液性《しょうえきせい》のう胞性腫瘍（SCN）。良性・悪性腫瘍としては、すい管内乳頭粘液性腫瘍（IPMN）、粘液性のう胞腫瘍（MCN）、すい神経内分泌腫瘍（P-NET）などがあります。

近年、すいのう胞性腫瘍と診断される人は増加傾向にあり、全人口の約2～3％の人に見られるという報告もあり、決してまれな病気ではありません。80歳以上では、全体の約8～9％と発症頻度が高く、年齢と共に増加することも特徴です。他の疾患の検診をしたときに偶然発見されることも多く、約7～8割の人は無症状です。

※良性・悪性腫瘍とは最初は良性腫瘍ですが、経過とともに悪性化することのある腫瘍のことです。

すいのう胞とその種類

すいのう胞（腫瘍性）
すい臓の内部や周囲に、
異常に増殖した細胞が溜まる袋（腫瘍）ができる

良性腫瘍
漿液性のう胞性腫瘍 (SCN) ※
など

良性・悪性腫瘍
すい管内乳頭粘液性腫瘍 (IPMN)
粘液性のう胞腫瘍 (MCN)
など

すいのう胞疾患者の割合

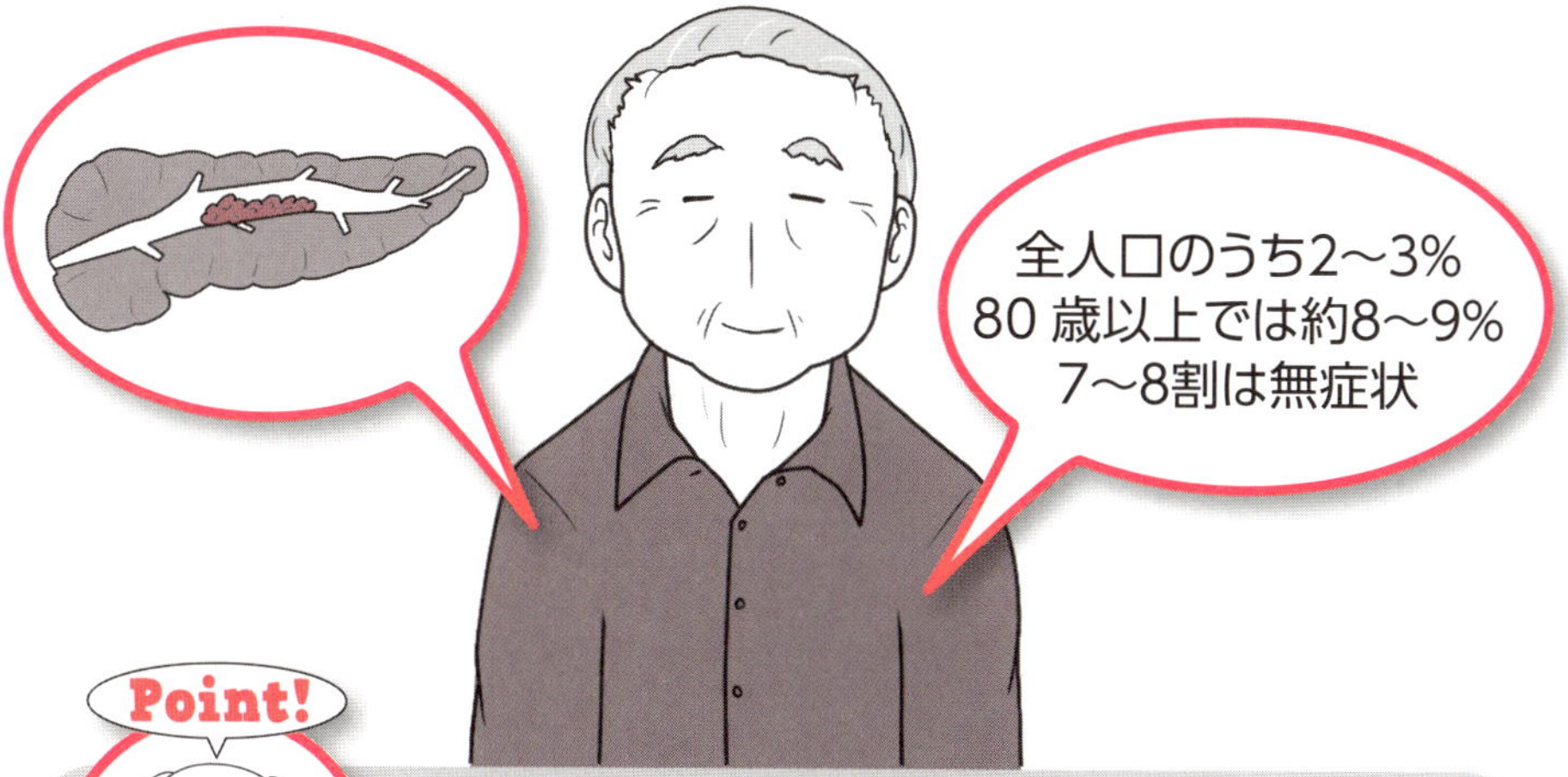

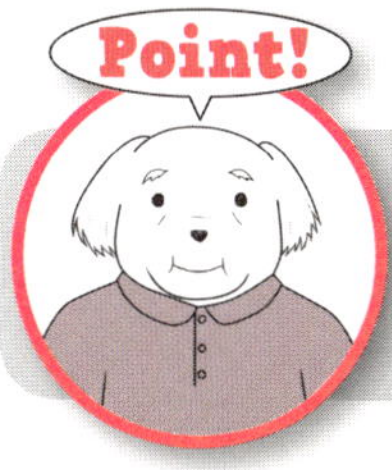

腫瘍が悪性か良性かで病状が変わる

※ごくまれに悪性例があります。

すいのう胞疾患の中でも、すい管内乳頭粘液性腫瘍（ＩＰＭＮ）は注目される病気です

すいのう胞疾患の中でも、すい管内乳頭粘液性腫瘍（ＩＰＭＮ）は、発生頻度が高く、女性よりも男性に多く60～70歳代の人に見つかります。良性腫瘍によって発症し、進行した状態で発見される「通常のすい臓がん」とよく比較される腫瘍です。

すい管内乳頭粘液性腫瘍（ＩＰＭＮ）は、最初は小さな良性腫瘍として発生しますが、次第に大きくなり悪性腫瘍として周囲の組織を破壊して広がるがん（浸潤がん）になります。しかし、悪性化する前の段階でこの腫瘍が発見された場合は「治療可能なすい臓がん」であるとも言われ、注目を集める病気です。

すい管内乳頭粘液性腫瘍（ＩＰＭＮ）は、末梢の細いすい管から、主すい管と呼ばれる太いすい管まで、全てのすい管上皮から発生し得る腫瘍です。この腫瘍では、ドロッとした粘液が作られてすい管を塞ぎ、袋の中に粘液が溜まると乳頭状になります。

これらの症状が見られる場合は、すい管内乳頭粘液性腫瘍（ＩＰＭＮ）の悪性化を示すサインなので、すい臓がんと同様の治療が必要となります。

すい管内乳頭粘液性腫瘍（IPMN）

すいのう胞の中でも、最も発生頻度が高く、
良性の段階であれば「治療可能ながん」

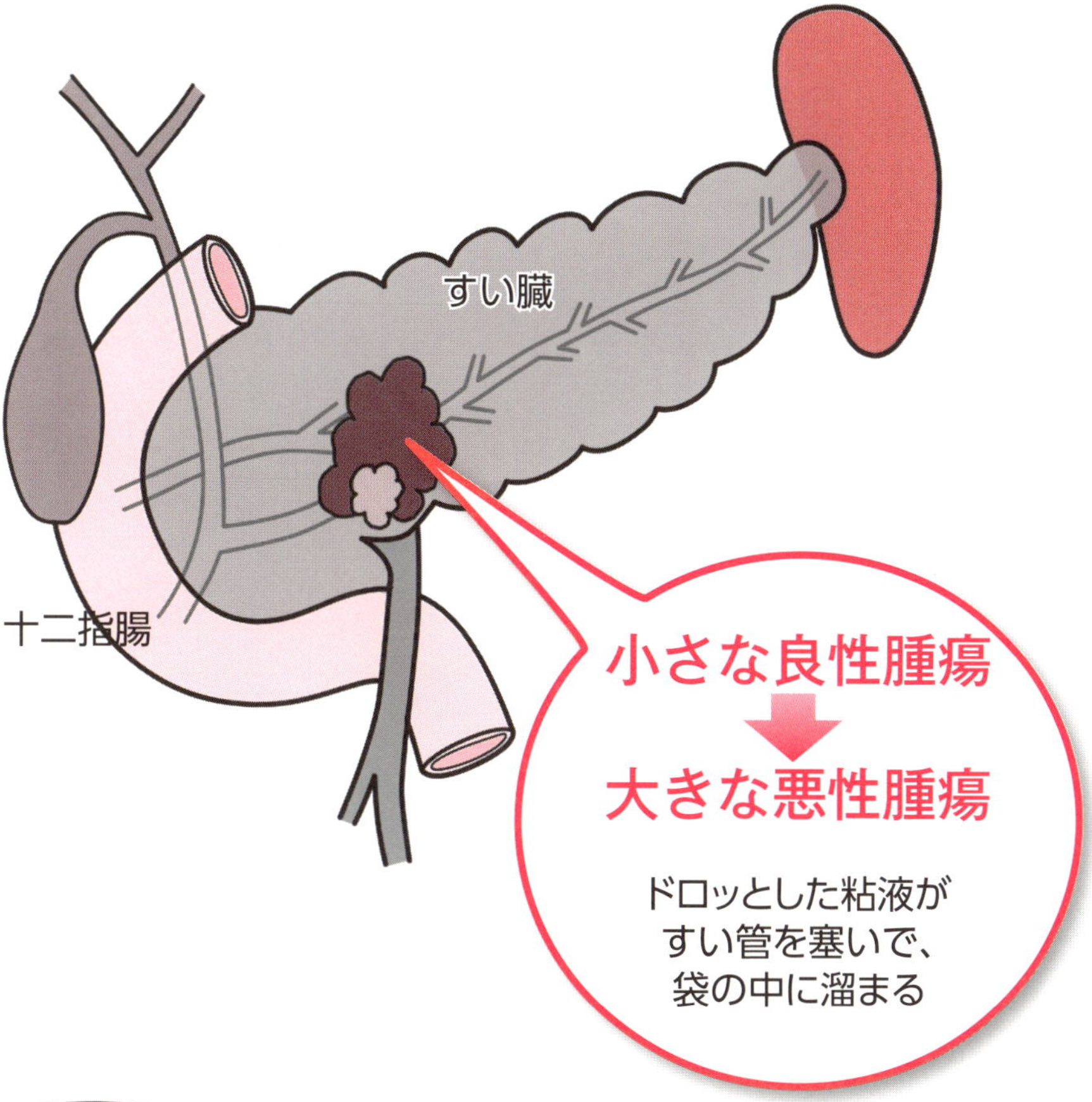

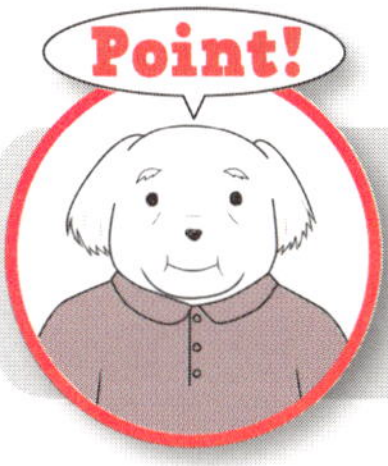

すい管内乳頭粘液性腫瘍（IPMN）は、
早期発見で治癒できるがん

すい管内乳頭粘液性腫瘍（IPMN）は、3つに分類され、がん化した場合は切除します

すい管内乳頭粘液性腫瘍（IPMN）には、3つに分類されます。腫瘍が主すい管にあり、粘膜が溜まることで全体的または部分的に拡張する「主すい管型」と、分枝すい管に粘膜が溜まり、乳頭状になる「分枝型」、二つの病状がある「混合型」に分けられます。

ある病院の調査では、すい管内乳頭粘液性腫瘍（IPMN）の「主すい管型」から悪性腫瘍のがんと診断された人は75％、そのうち「混合型」からは43％、「分枝型」からは22％。

「主すい管型」や「混合型」では、主すい管が6㎜以上に拡張しており、腹部膨満感や体重減少、黄疸やすい炎などの症状が見られ、画像検査などで血流のある腫瘤《しゅりゅう》（コブ）がある場合は、すい臓がんと同様にすい臓切除手術が行われます。

すい臓内でがんが治まらず、他臓器へのがん転移が認められ、切除手術は困難と判断された場合、すい臓がんに準じ抗がん剤を用いた化学療法が施されます。

「分枝型」は、のう胞の大きさやすい管の膨らみ、腫瘤の有無や他の症状などを診断するために定期検査を行い、経過観察をしながら手術をするかどうかを決めていきます。

すい管内乳頭粘液性腫瘍「ＩＰＭＮ」の３つの分類とがん発症率と治療

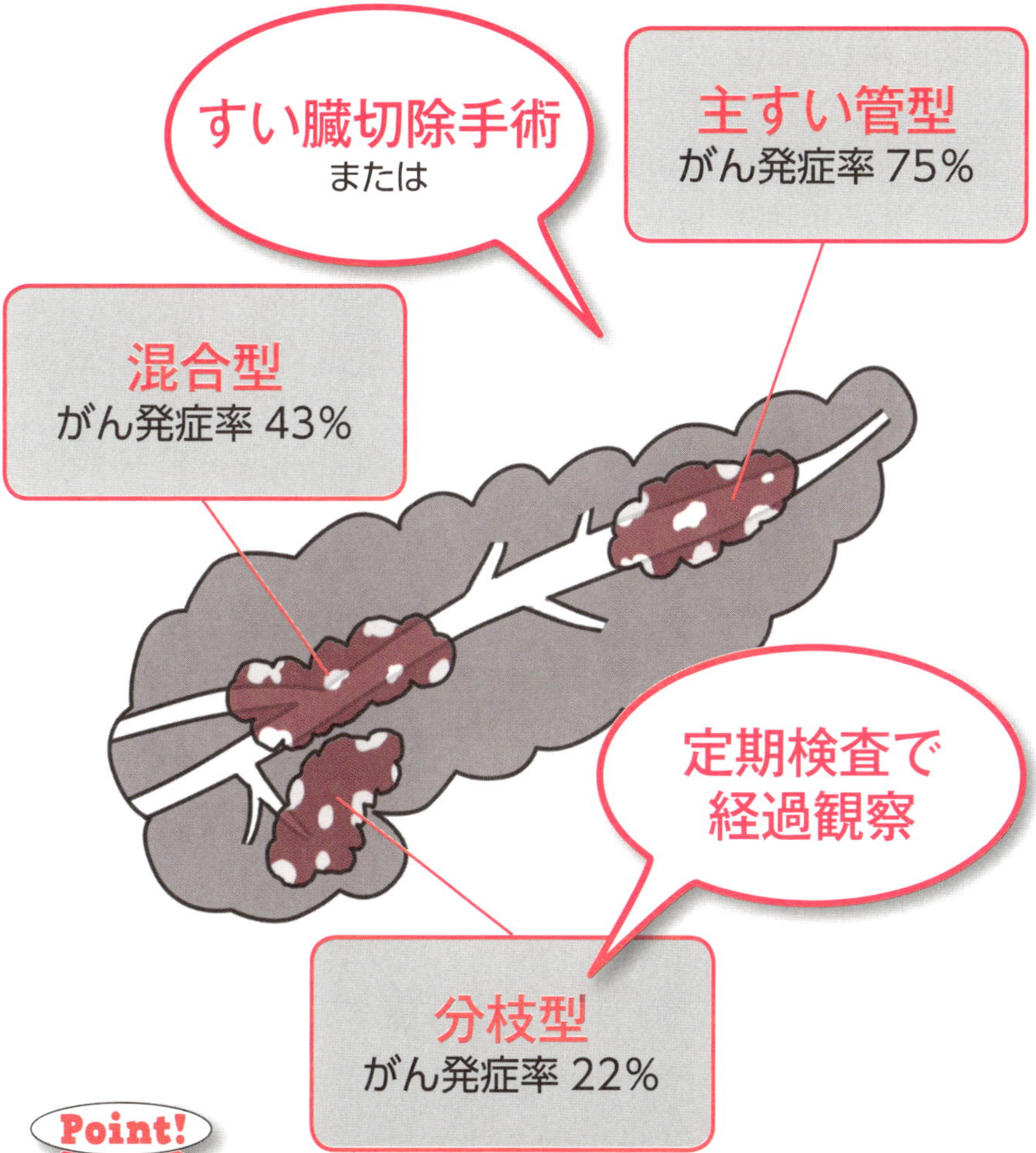

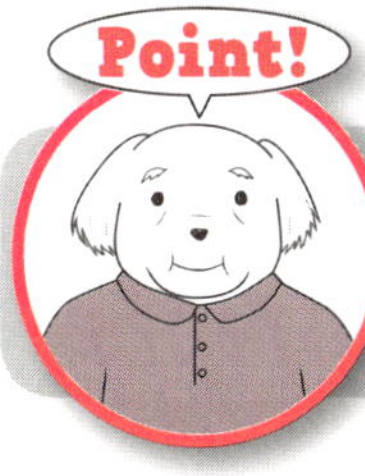

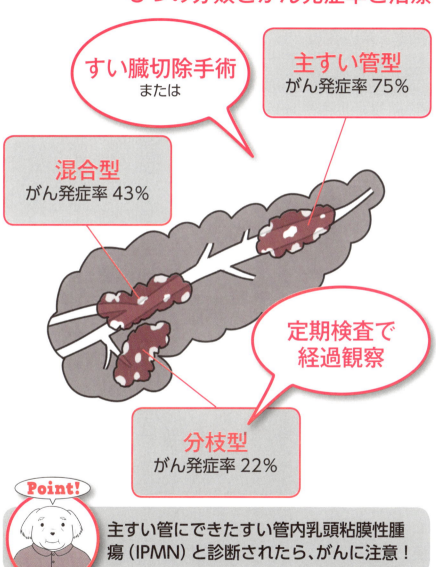

主すい管にできたすい管内乳頭粘膜性腫瘍（IPMN）と診断されたら、がんに注意！

飲酒や喫煙等がすい臓病の原因となり、年間3万人以上がすい臓がんで亡くなっています

わが国では、年間3万人以上の人がすい臓がんで亡くなっています。すい臓がんの患者さんは男性で54人、女性で64人に1人で、60~80歳の人が8割を占めています。

すい臓がんの原因として、生活習慣やすい臓の病気、遺伝的要因などがあげられます。生活習慣では、「肥満」や「喫煙」、「多量飲酒」が原因とされています。

標準体重を判定するBMI基準法で30を超える人は、正常値の人に比べてすい臓がんの危険率が3.5倍高まります。たばこを1日に40本以上吸う喫煙者3.3倍、お酒を1日に3杯以上（日本酒2合弱）飲む人は1.2倍ですい臓がんの発症リスクを高めます。

すい臓の病気が原因となるものに「糖尿病」「慢性すい炎」「すいのう胞」があります。すい臓がんを患う人の既往歴のうち、25・9%の人に「糖尿病」があり、既往歴がない人の1.8倍の発症率という調査もあります。「慢性すい炎」のすい臓がん発症率は5%で、罹病歴のない人と比べると13倍高く、すいのう胞患者さんのすい臓がん発症リスクは22・5倍であるという報告があります。すい臓がんの家族がいる患者さんは3~9%いました。

すい臓がんになりやすい人

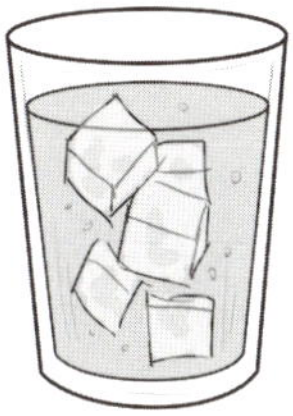

肥満　BMI計算式
<体重（kg）÷{身長（m）×身長（m）}>で、
30以上だと、すい臓がん発症リスクは3.5倍

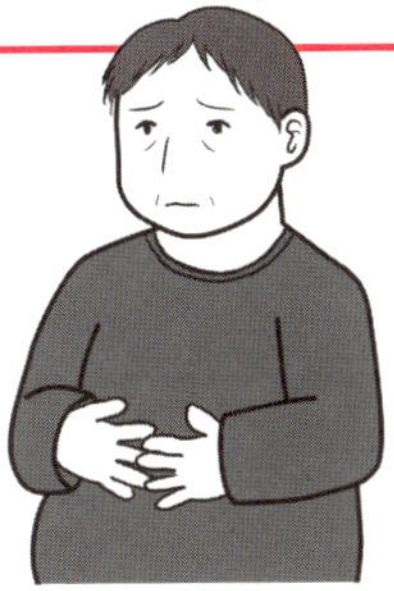

飲酒
3杯以上／日ですい臓がん
発症リスクは1.2倍

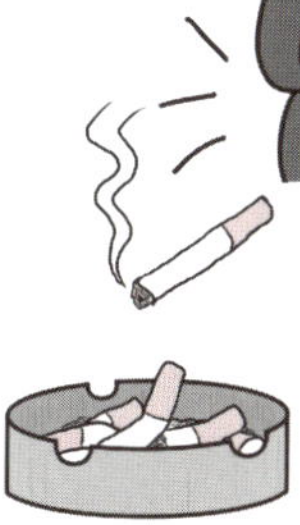

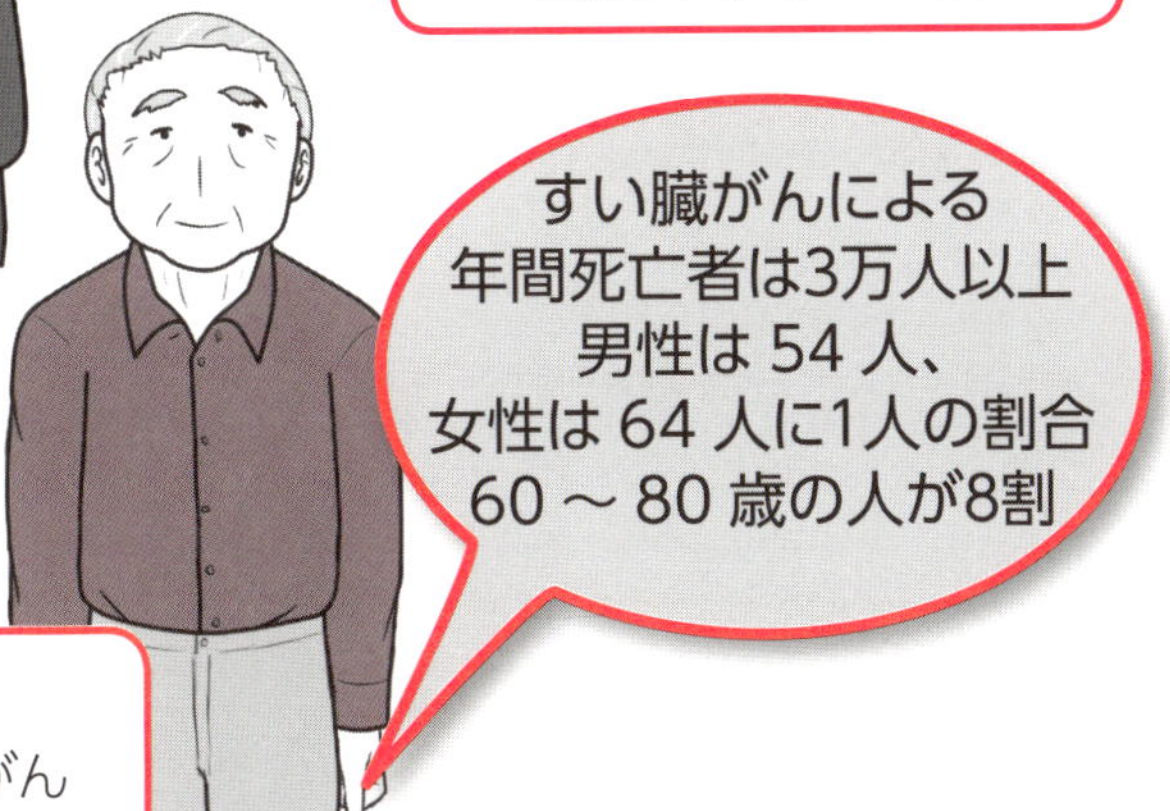
すい臓がんによる
年間死亡者は3万人以上
男性は54人、
女性は64人に1人の割合
60～80歳の人が8割

喫煙
40本／1日ですい臓がん
発症リスクは3.3倍

家族
すい臓がんになった
家族がいる人3～9％

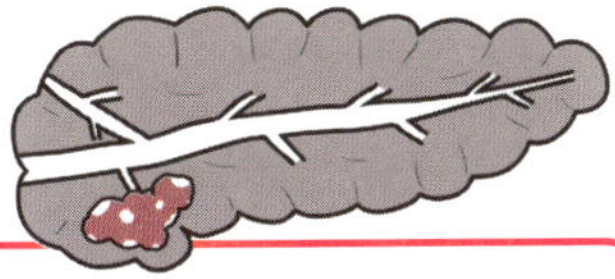

すい臓の病気
糖尿病のすい臓がん
発症リスクは1.8倍
慢性すい炎のすい臓がん
発症リスクは13倍!
すいのう胞のすい臓がん
発症リスクは22.5倍!!

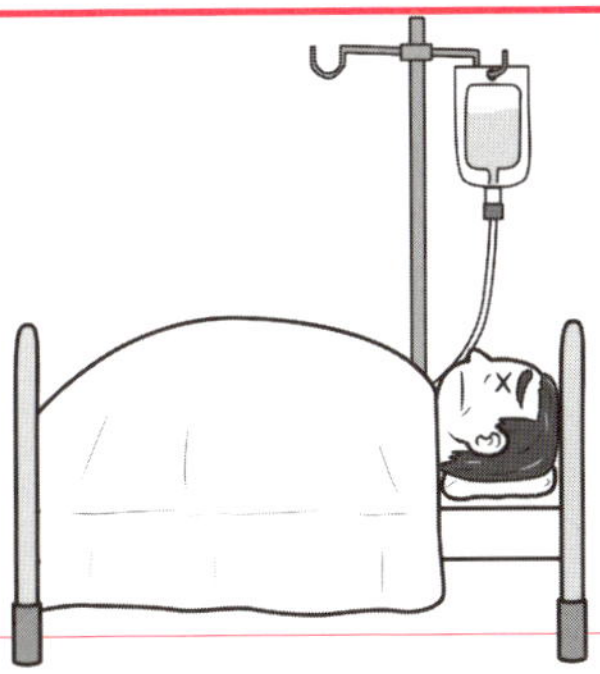

すい臓がんは腫瘍がある場所で3つに分かれており、症状の違いが見られます

すい臓がんは、すい臓にできる悪性腫瘍です。すい臓がんができる場所によって「すい頭部がん」と「すい体部がん」、「すい尾部がん」の3つに分類されますが、他の臓器と接している部分がそれぞれ異なることから、身体に現れる症状に違いが出てきます。

すい臓がんの60%は「すい頭部」にできます。このすい頭部には胆管が通っているため、胆管が狭くなって胆汁の流れが悪くなり、黄疸《おうだん》を発生しやすくなります。腹痛、背部痛、食欲不振、倦怠感、腹部膨満感、体重減少などの症状が現れます。がんが進行すると、お腹に水が溜まる腹水や消化管からの出血が見られることもあります。

すい体部やすい尾部のがんでは、胆管と離れているため黄疸も出現しにくく、すい臓がんとして発見されることが遅くなる傾向があります。ゆえにこの部位のがんは、診断された時点で手術不能というケースが多くあります。腹部痛や腰痛、背部痛もよく見られますが、体重減少や腹部膨満感、便秘、下痢、糖尿病の悪化など、他の疾患と区別がつきにくい症状が多く、悪化すると腹部の腫瘤《しゅりゅう》や腹水が見られることもあります。

すい臓がん　３つの部位とその症状

すい頭部がん

60%はこの部位にできる

症状

黄疸、腹痛、背部痛、食欲不振、倦怠感、
腹部膨満感、体重減少

悪化すると…

腹水、消化管からの出血

黄疸症状に注意

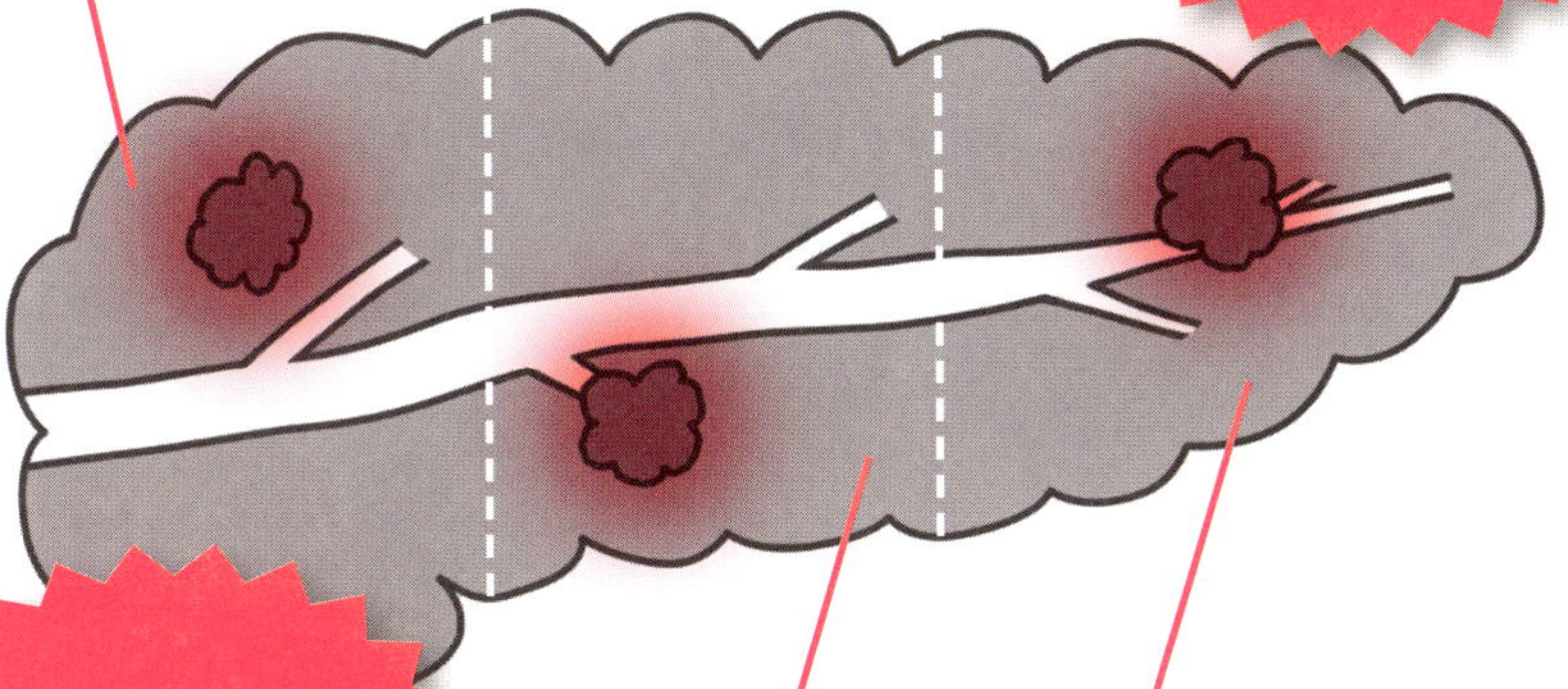

糖尿病の急激な悪化に注意

すい体部がん・すい尾部がん

症状

腹部痛や腰痛、背部痛、体重減少、腹部膨満感、
便秘、下痢、糖尿病の悪化

悪化すると…

腹部の腫瘤、腹水

すい臓がんは進行度によって4つのステージがあり、治療法が決められます

がん治療の3本の柱は、「手術」「化学療法」「放射線治療」です。すい臓がんは進行度で4つのステージに分類されており、その症状に合わせて治療方針が決められます。

ステージⅠはがんの直径が2㎝以下ですい臓の内部に留まっている状態です。ステージⅡではがんがすい臓の内部に留まっていても直径が2㎝を超えている、または周囲のリンパ節に転移しています。

ステージⅢでは、がんがすい臓の外側に少し広がっているがリンパ節に転移していない、またはがんがすい臓の内側に留まっているが広がっており、リンパ節に転移しています。ステージⅣAでは、がんが胃や脾臓《ひぞう》などすい臓周辺の臓器や組織にまで広がっています。ステージⅣBでは、がんが肺・肝臓などすい臓から離れた臓器にまで転移しています。

がんの病巣を取り除く手術を施せるのは、基本的にⅢ期までで、実際に手術ができる人は20～40％です。手術後に再発予防のために、化学療法や放射線療法による術後補助

療法も行われます。手術が行えたとしても、３年以内に再発する可能性は極めて高く、５年生存率は10～20％とされます。

Ⅳ期では、ⅣAでは一部のケースで手術が可能ですが、ⅣBでは手術しないとされています。これは、がんが広範囲に転移してしまっているため、可能な範囲で手術をしても、かえって命を短くしてしまうからです。この場合は、化学治療や放射線治療、緩和ケアを中心に延命を目的とした治療が行われます。

すい臓がんのステージと治療方法

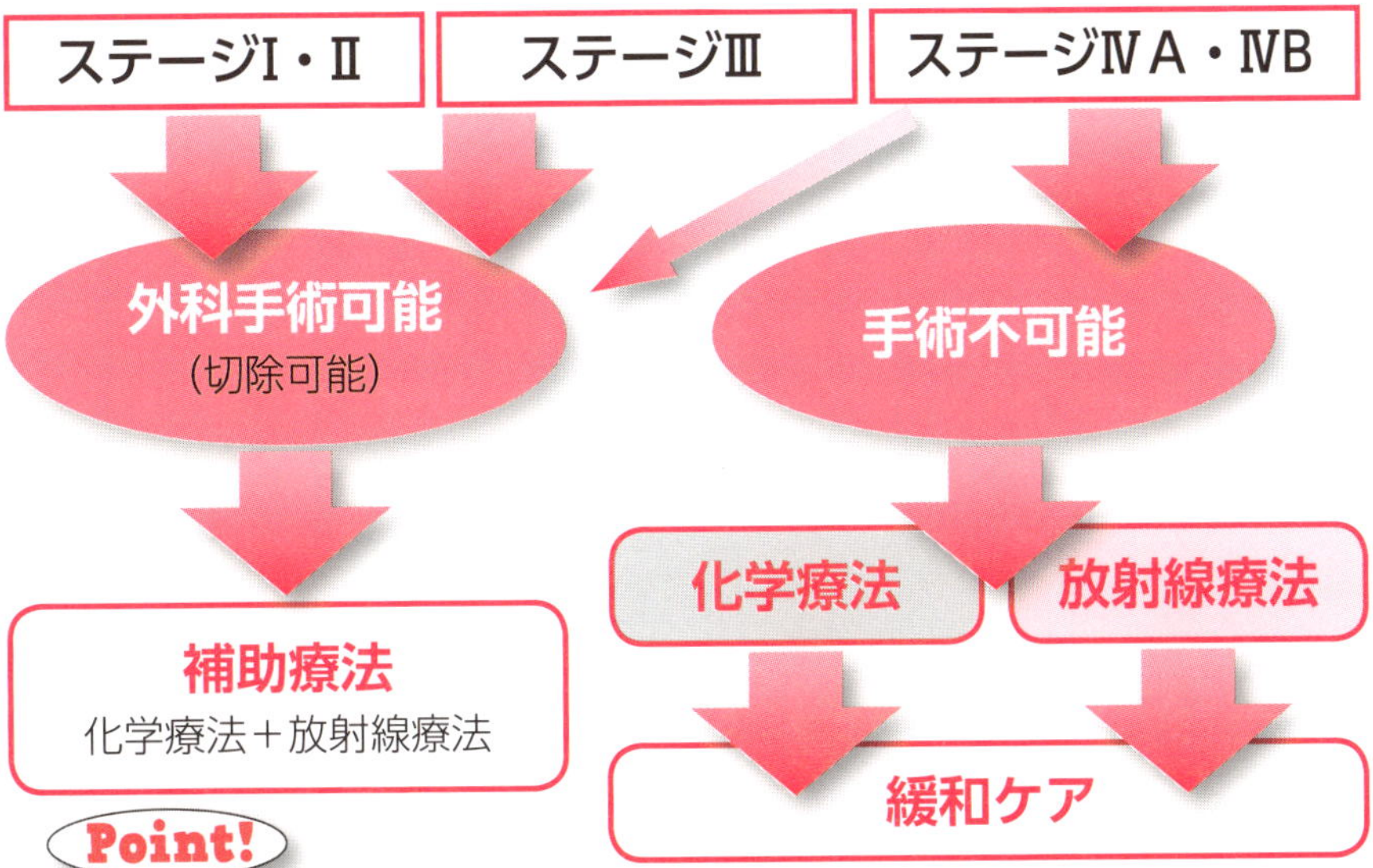

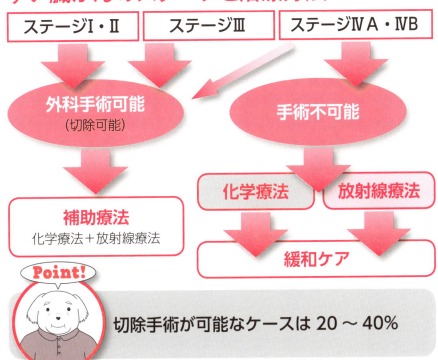

切除手術が可能なケースは 20 ～ 40%

がんができたすい臓の場所や広がり方によって、いくつかの手術方法があります

すい臓がんの治療の中で最も治療効果が高いものは手術です。がんの病巣を含めたすい臓と周囲のリンパ節などを切除します。

すい臓がんの中で最も多いすい頭部がんの場合、「すい頭十二指腸切除術」を行います。すい頭部の他、十二指腸の全て、胃の一部、胆のう、胆管などを取り除いた後、残ったすい臓を小腸に繋いですい液が小腸に流れ込むように縫合して再建します。

胃へのがんの進行が見られない場合には、胃を全て残す「幽門輪《ゆうもんりん》温存すい頭十二指腸切除術」や、胃のすぐ上で切除して胃をほとんど残す「亜全胃《あぜんい》温存すい頭十二指腸切除術」を用います。

すい体部やすい尾部のがんには「尾側すい切除術」が行われます。がんのできたすい体部やすい尾部だけでなく、隣接する脾臓も摘出しますが、残った臓器を縫合して再建しなくても、すい液は問題なく十二指腸に流れます。

すい臓全体にがんが広がった場合、すい臓全てを摘出する「すい全摘術」を行います。

すい臓がん治療　手術

すい頭十二指腸切除術
すい頭部の臓器も取り除いた後、
残った臓器を縫合して再建

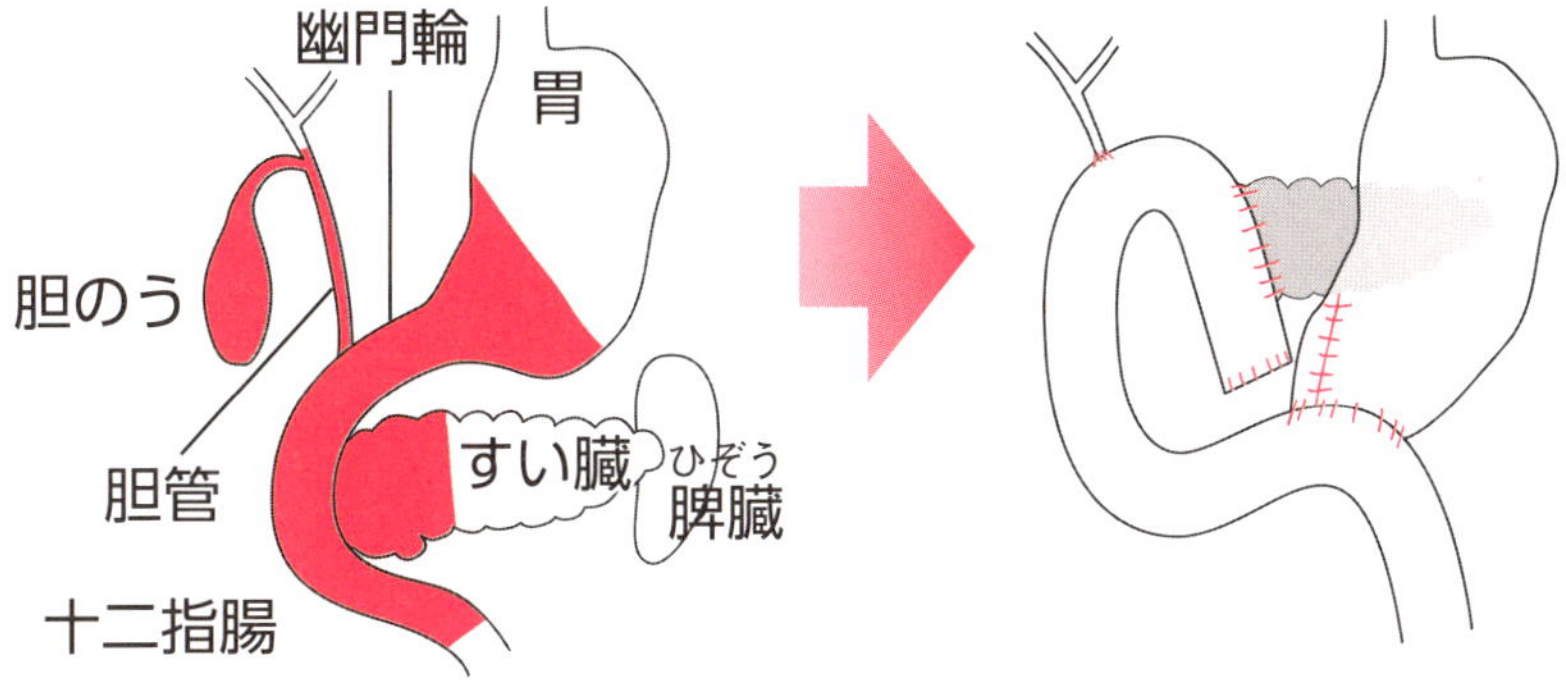

幽門輪温存すい頭
十二指腸切除術
胃の幽門輪の上を全て残す

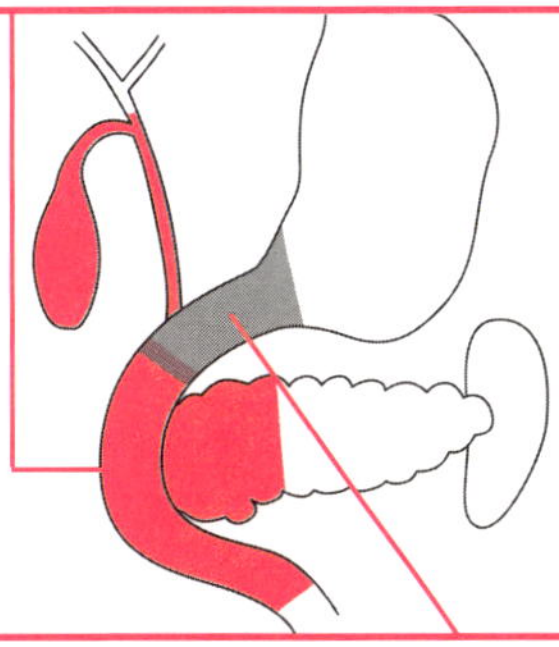

亜全胃温存すい頭
十二指腸切除術
胃の幽門輪のすぐ上まで
切除してほとんど残す

尾側すい切除術
すい体部やすい尾部、
隣接する脾臓も摘出

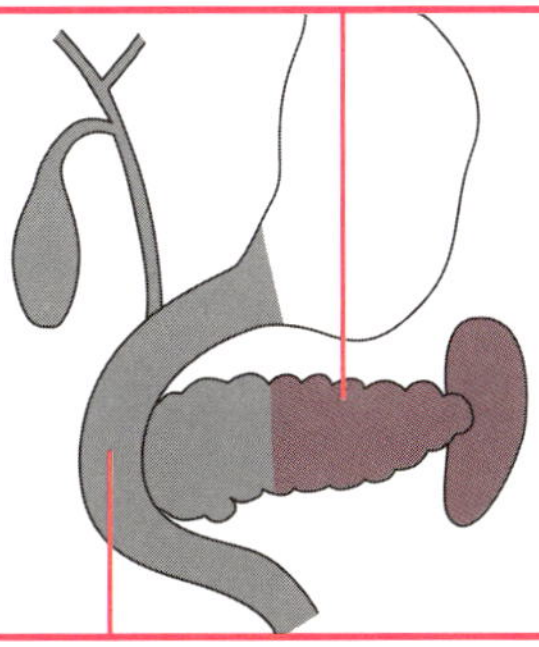

すい全摘術
すい臓だけでなく、
胃や腸の一部、胆のう、脾臓、
リンパ節なども摘出

切除手術が不可能な場合、「化学療法」や「放射線療法」などが行われます

がんの病巣が多くの血管を巻き込んで他臓器に転移が見られ、手術でがんを切除できない場合や再発が見られた場合には、抗がん剤による「化学療法」が行われます。

がん細胞の増殖を抑える抗がん剤治療には、点滴や内服薬など複数の種類がありますが、痛みを軽減して生存期間を延長する効果が証明されています。また副作用として嘔吐や倦怠感、脱毛、免疫力低下などが見られますが、副作用に対応する治療もあります。

「放射線療法」は、離れた臓器への転移は見られないものの、がんが主要な血管を巻き込んでいて手術で切除できない場合に行われます。高エネルギーの放射線でがん細胞内の遺伝子にダメージを与えて、がん細胞を破壊していきます。化学療法と組み合わせて治療効果が高まることを期待して併用される方法は「化学放射線療法」と呼ばれます。

切除手術ができない場合、十二指腸の閉塞を防ぐため胃と小腸を縫合する、また黄疸予防のため胆管と小腸を繋ぐ「バイパス手術」、体内に溜まる不要なものを体外に排出する「ドレナージ」を行う場合もあります。ストレスの軽減に「緩和ケア」が施されます。

すい臓がん治療 化学療法・放射線療法など

切除手術が行えない

化学療法
抗がん剤でがん細胞の増殖を抑える

放射線療法
放射線でがん細胞を破壊する

副作用治療

併用する

化学放射線療法
化学療法と放射線療法で治療効果を高める

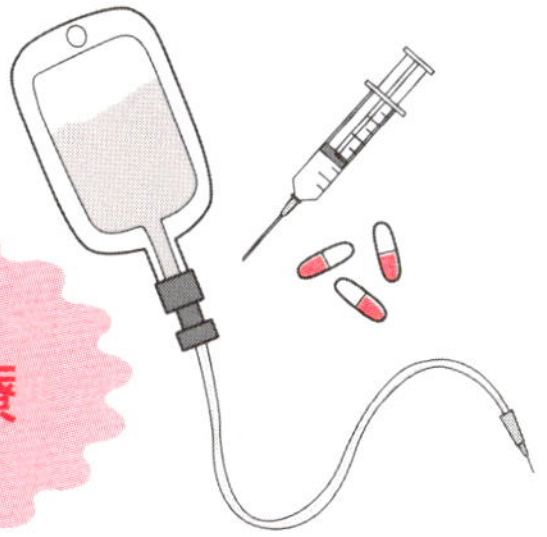

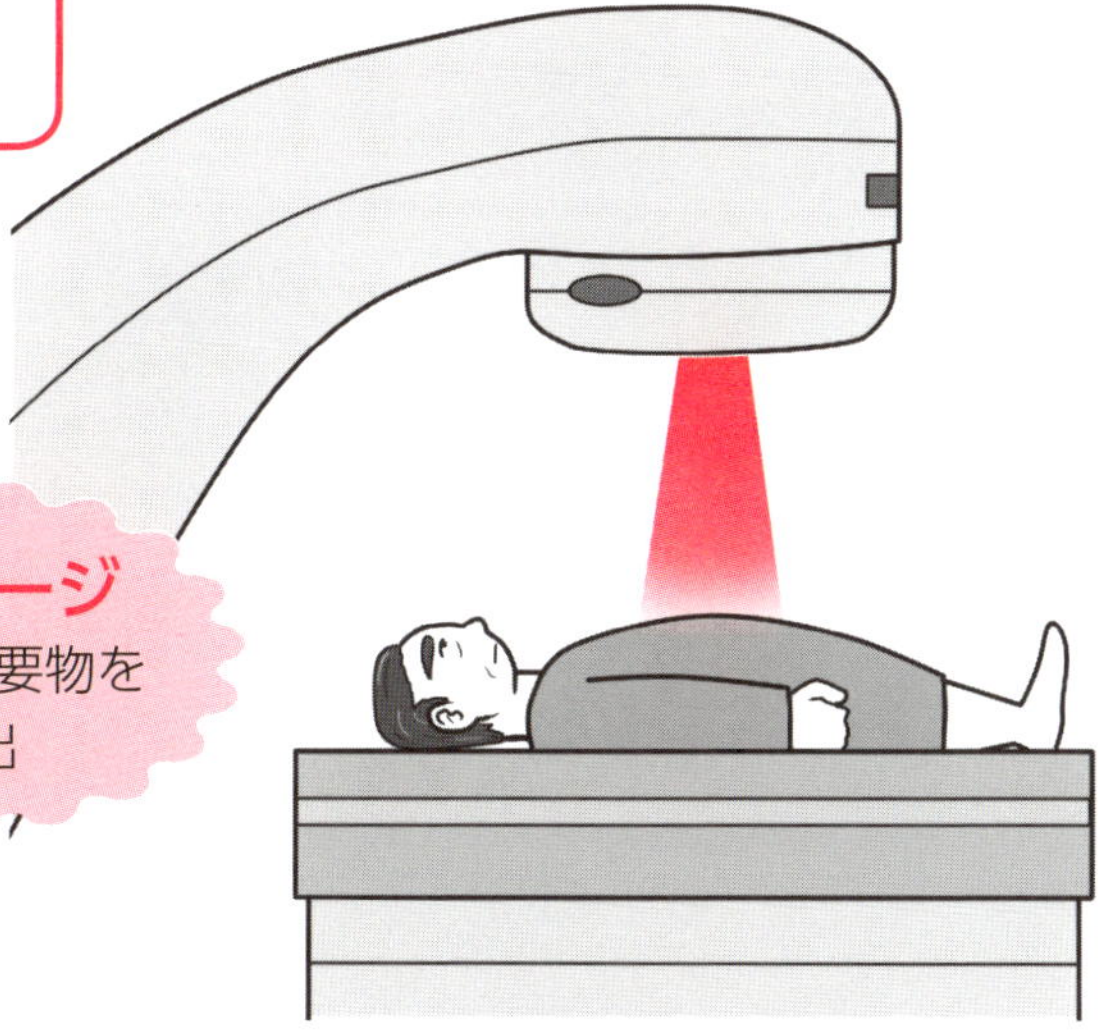

バイパス手術
十二指腸閉塞・黄疸防止

ドレナージ
体内の不要物を排出

緩和ケア
ストレス軽減

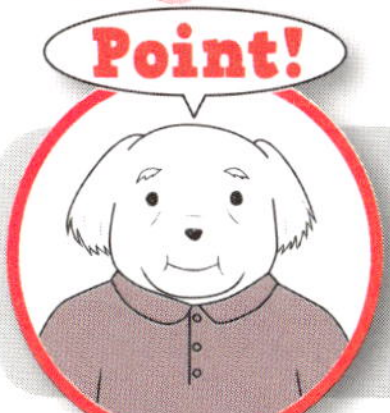

複数の療法を組み合わせてケアする

コラム5

高額!? 治療効果は?
新しい放射線治療「重粒子線治療」

近年、がん細胞のみを狙って照射する「重粒子線治療」という新しい放射線療法が開発され、いくつかの施設で実用化されています。高度先進医療として利用可能な治療法ですが、現時点では自己負担が約300万円とかなり高額です。また、腫瘍によって非常によい効果が得られる場合もありますが、そうでないケースもあります。腫瘍のある部分と周辺の限定的な範囲に治療効果を期待する局所療法の一つであり、現在の病状に適応しているか、医師を含めて慎重に治療を検討していきましょう。

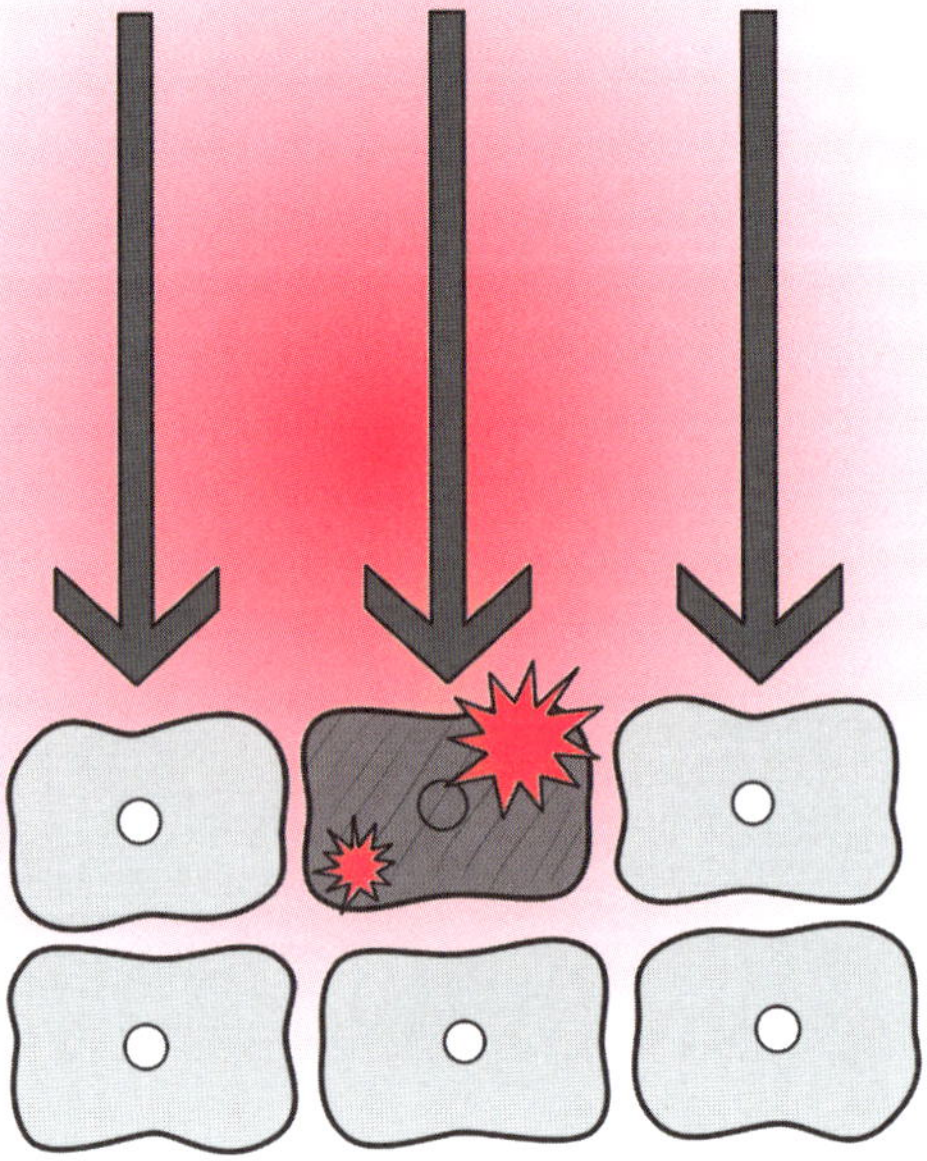

第6章

すい臓にやさしい食事法

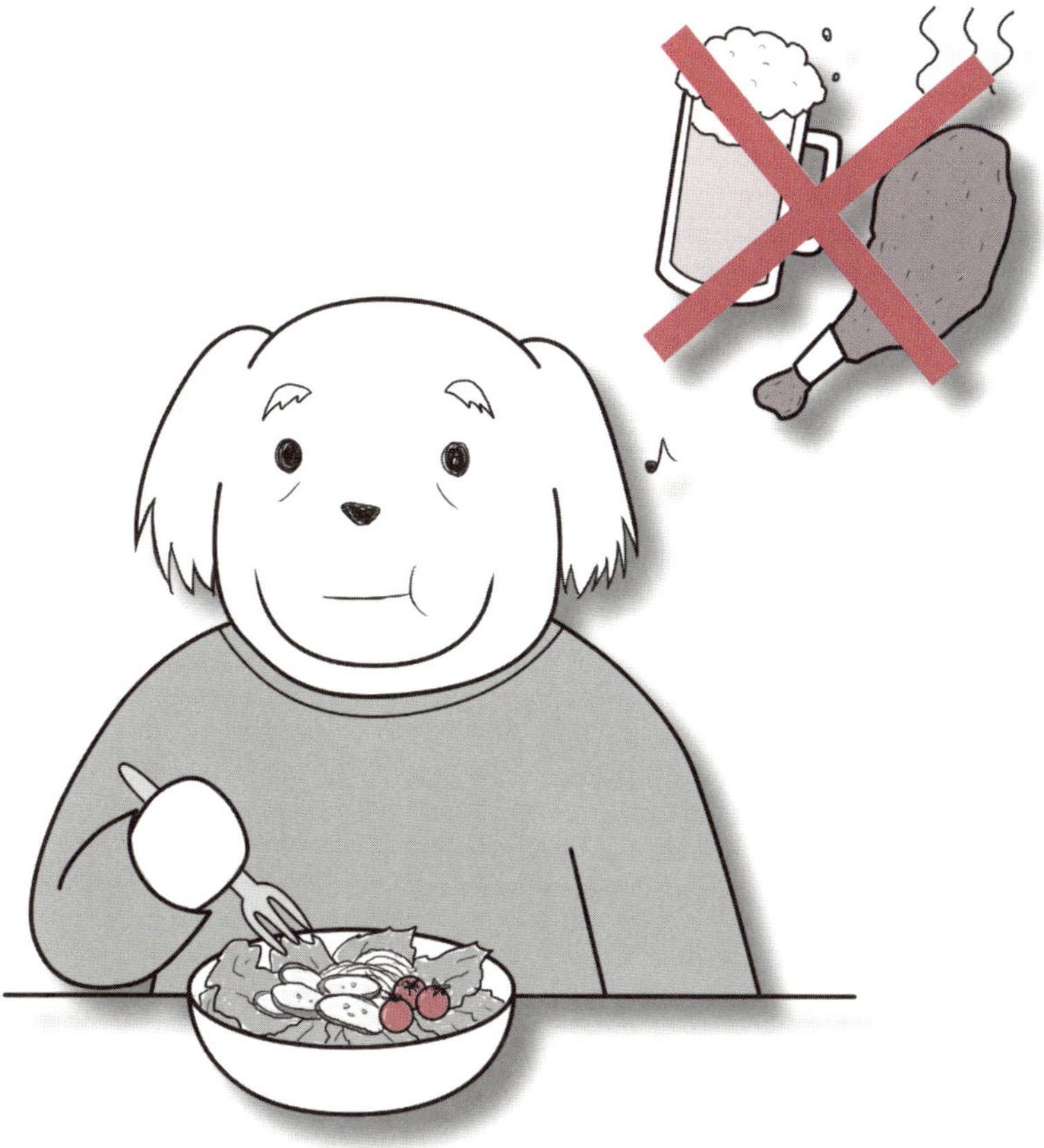

1日3回、一汁二菜の栄養バランスが整った食事は、すい臓の消化機能を助けます

すい臓の病気を防いで、これ以上病状を悪化させないためにも、毎日栄養バランスのよい食事を取ることはとても大切です。

また、朝・昼・晩と、規則正しく1日3回の食事を取ることで、すい臓や消化管の消化機能が健全に働くことになります。食事を取らない時間が長引くと、たくさん食べてしまうので肥満の原因となり、消化液が過剰に分泌されることになってしまうのです。

1回の食事の基本は「一汁二菜」。主食であるごはんやパン、めん類、みそ汁やスープなどの汁物、魚や肉などの主菜、煮物や和え物などの副菜です。

好きな食べ物に偏らず、バランスのよい食事を心がけることで、いろいろな栄養素を身体に取り入れることになり、満腹感を得られることに繋がります。

仕事や家庭の事情で外食が多くなる場合には、すい臓を傷めてしまう脂っぽいメニューや味の濃い料理を避け、丼類やめん類などの一品料理ではなく、なるべく定食のものにするようにして、栄養バランスが整った食事が取れるようにしましょう。

基本は「一汁二菜」

1日3回（朝・昼・晩）規則正しく食事を取る

主菜
魚や肉を使って、
たんぱく源を摂取

副菜
煮物や和え物など野菜を中心として
てビタミンやミネラルなどを補給

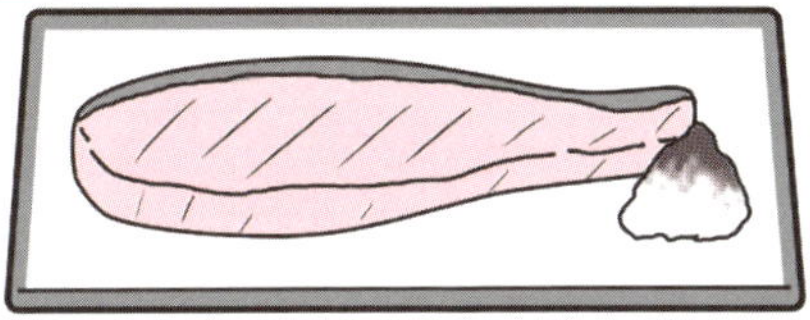

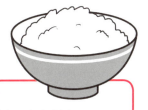

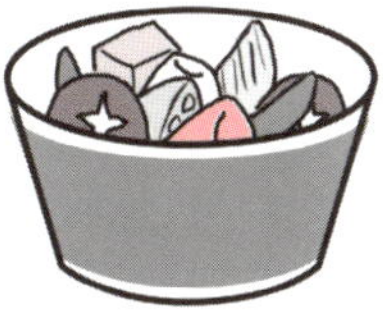

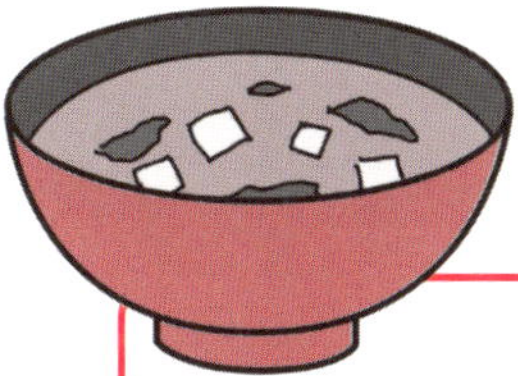

主食
脳の働きに欠かせない
炭水化物を摂取

汁物
たんぱく質やミネラル、
ビタミンを補給

外食のときには…

定食メニューを選ぶ

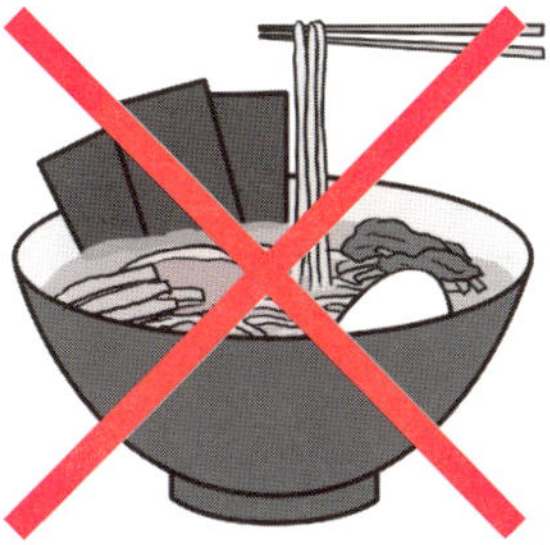

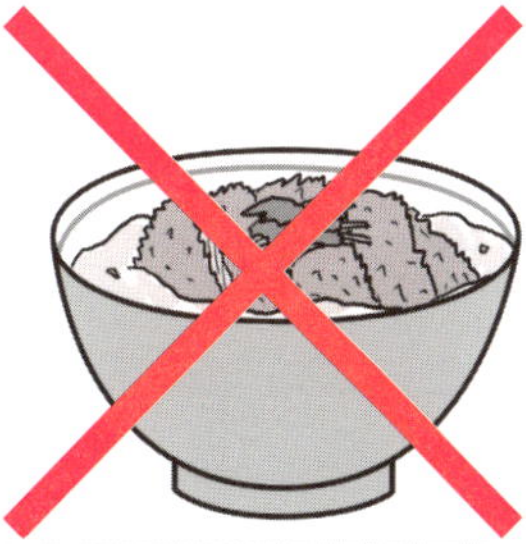

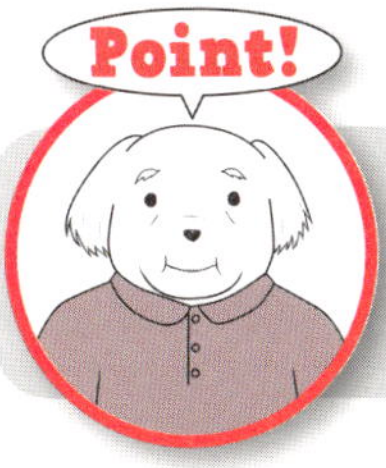

規則正しく栄養バランスが整った食事

すい液の分泌を促す消化液のホルモンの刺激を抑える食事を目指します

すい臓の病気は、消化酵素を含むすい液が過剰に分泌されることで起こります。すい液は、消化管から出される二つのホルモンの刺激で分泌されます。一つは小腸から出されるコレシストキニンで、もう一つは、十二指腸から出されるセクレチンです。食事治療では、この二つのホルモン分泌を抑制することがポイントとなります。

コレシストキニンは、食事から摂取された脂質が水分によって分解されることでできる脂肪酸や、必須アミノ酸に刺激を受けて分泌されます。一方、セクレチンは胃から分泌される塩酸に刺激されて放出されるので、胃酸分泌を抑えることが必要になります。

この二つのホルモンが必要以上に分泌されることを防ぎ、すい臓の病気を緩和して健康な状態を保つために、適切な量のすい液が出されるように促すため、脂質の過剰摂取や胃酸過多にならない食事を目指します。

脂質の摂取を抑えるためには、脂肪分の多い食材を避ける、胃酸過多を抑えるためには、消化が悪い食材を選ばないようにします。また、料理法の工夫も大切です。

すい液の分泌を促す二つの消化液のホルモン

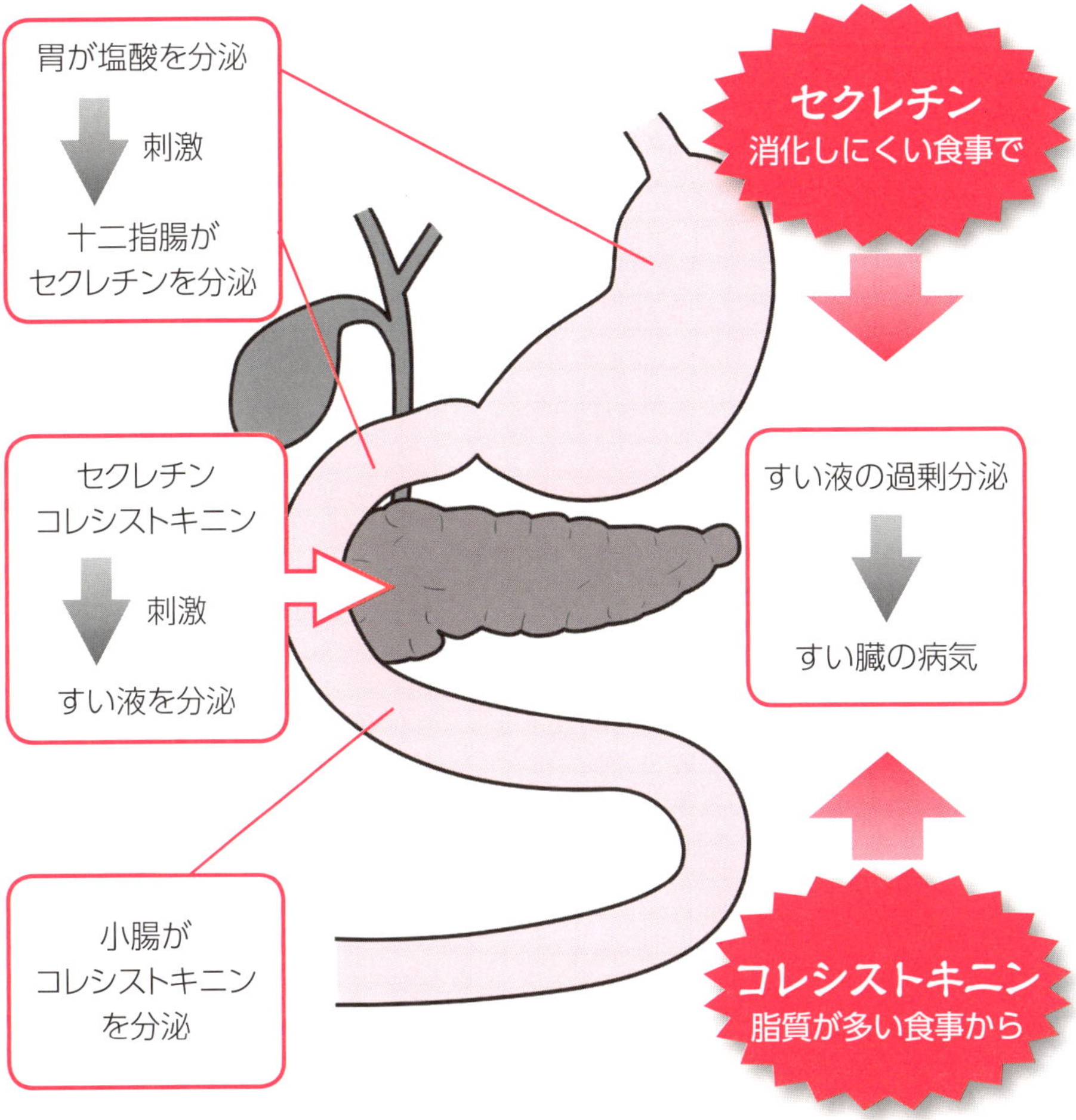

Point!

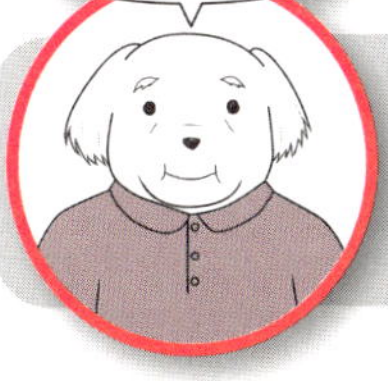

すい液の過剰分泌を避けるため、
脂肪が多く消化が悪い食材を避ける

すい臓の病気の症状に合わせて、1日のエネルギーと脂質の摂取量を制限します

脂質が低く消化のよい食事を心がけても、際限なく大量に食べてしまっては「肥満」になり、すい臓の病気を緩和して健康な状態を保つことには結びつきません。

急性すい炎や慢性すい炎の原因となる胆石症は肥満によって起こり、すい臓がんを発症するリスクを高める危険因子となります。

すい臓病の症状に合わせて、肥満やすい液の過剰分泌によって症状が悪化しないようにエネルギー量と脂質量に制限を設けた食事が必要です。

第1段階である急性すい炎の急性期や慢性すい炎の急性増悪期では、1日のエネルギー摂取量1300kcal以下で脂質摂取量10g以下、第2段階では1500kcal以下で15～20g以下、第3段階となる慢性すい炎における腹痛を伴う代償期・非代償期では1800kcal以下で30～35g以下、第4段階となる慢性すい炎における腹痛を伴わない代償期・非代償期では、1800kcal以下で40～60g以下が目安となります。

ただし、すい性糖尿病では低血糖にならないよう低脂肪・低エネルギー食は避けます。

すい臓の病気に症状に合わせた1日のエネルギーと脂質の摂取量

	急性すい炎	慢性すい炎	胆石症
第 4 段階 エネルギー 1800kcal 脂質　40 ～ 60 g以下	安定期3	腹痛なし 代償期／ 非代償期	安定期
第 3 段階 エネルギー 1800kcal 脂質　30 ～ 35 g以下	安定期 2	腹痛あり 代償期／ 非代償期	
第 2 段階 エネルギー 1500kcal 脂質　15 ～ 20 g以下	安定期1	急性増悪期	回復期
第 1 段階 エネルギー 1300kcal 脂質　10 g以下	回復期 急性期		急性発作期※

すい性糖尿病
エネルギー　1920kcal
脂質　10 g以下

※「胆石症」では、あまり自覚症状がない場合が多いが、急性発作では激しい腹痛を感じる。

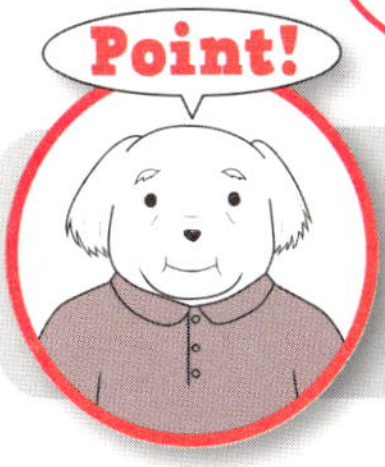

脂質だけでなく、エネルギー（kcal）制限も食事改善のポイント

すい液の過剰分泌を避けるために、肉や魚の脂質やエネルギーの量を知っておきましょう

脂質を多く含む食事はすい液の過剰分泌を招くので、すい臓を健康な状態を保つためには、なるべく避けたいものです。特に食事のメインとなる主菜に使われる肉や魚について脂質の多い種類や部位を知り、脂質が少ないものを選ぶようにしましょう。

肉や魚の内臓である豚レバーソーセージやあんこう肝などは脂質を多く含みます。お酒に合うおつまみとしても一般的な食材ですが、すい臓の不調を抱える人にとっては要注意です。

肉類では、牛肉や豚肉は脂身を含んだバラ肉やベーコン、鶏肉は皮つきのむね肉やもも肉などは脂質量が多くなります。魚類では、さばの開き干しやしめさば、脂身のあるまぐろの刺身などは、肉類ほどでなくても脂質が多いので、1日の献立の中で他に脂質の多い食材を取ったときには組み合わせに気をつけましょう。すい臓の病気に合った献立や食材について知りたいときには、病院の栄養士にアドバイスを受け、文科省のホームページで公開されている「食品成分データベース」などを参照すると役に立ちます。

100g中に含まれる脂質とエネルギー量

豚	
豚レバーソーセージ	33. 5 g／368kcal
豚バラ肉（脂身つき）	34. 6 g／386kcal
肩肉（赤身）	3.8 g／125kcal
もも肉　（赤身）	3.6 g／126kcal

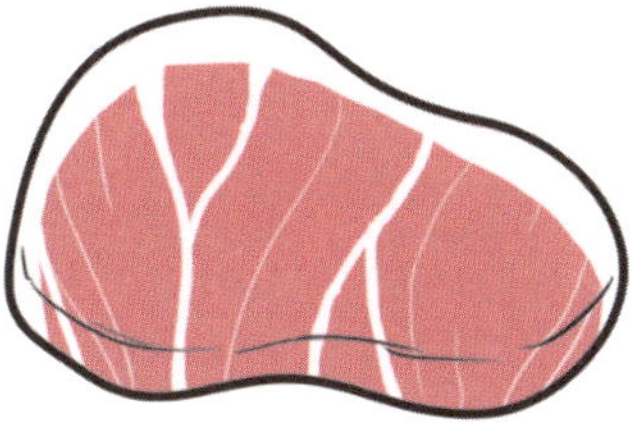

牛	
牛バラ肉（脂身つき）	50. 0 g／517kcal
肩ロース（脂身つき）	37. 4 g／411kcal
肩ロース（赤身）	26. 1 g／316kcal
もも肉　（赤身）	10. 7 g／191kcal

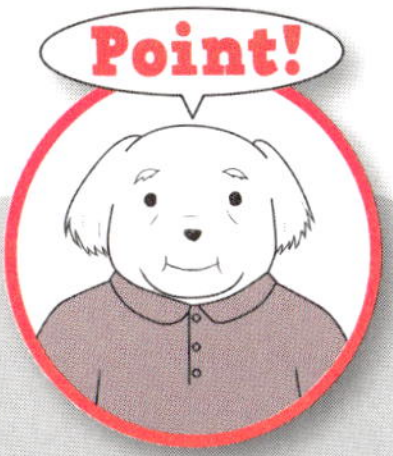

食品の脂質やエネルギーの量を知る

ハム・ベーコン	
ベーコン	39. 1 g／405kcal
ショルダーベーコン	11. 9 g／186kcal
ロースハム	13. 9 g／196kcal
ボンレスハム	4.0 g／118kcal

若鶏	
もも肉（皮つき）	14. 0 g／200kcal
むね肉（皮つき）	11. 6 g／191kcal
むね肉（皮なし）	1.5 g／108kcal
ささ身	0.8 g／105kcal

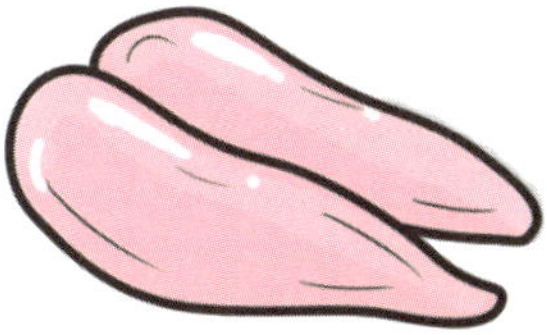

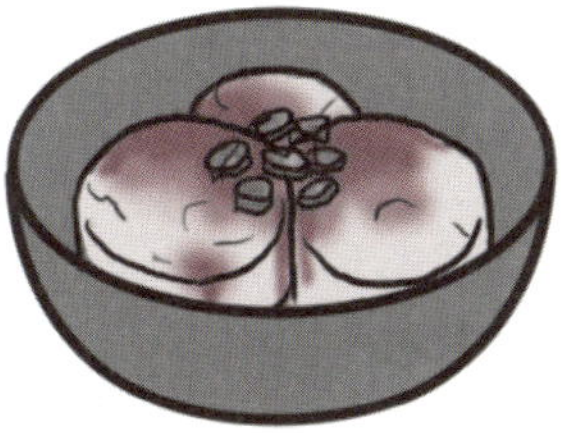

魚	
あんこう肝	41. 9 g／445kcal
さば開き干し	28. 5 g／348kcal
しめさば	26. 9 g／339kcal
まぐろ刺身（脂身つき）	27. 5 g／344kcal
まぐろ刺身（赤身）	1.4 g／125kcal
たら	0.4 g／79kcal

胃酸過多にならないよう消化によい食品と消化の悪い食品を知っておきましょう

消化によい食品とは、胃にとどまる時間が短く、たくさんの胃酸を分泌させる必要のない食品ということです。すい臓の健康を保つために胃酸過多の状態を避けるために、食事に消化のよい食品を取り入れることが大切です。

消化によい食品として、肉類では脂身が少ない牛や豚のひれ肉やもも肉、鶏肉ではささみ、魚類ではカレイやタラなど脂肪が少ない白身魚などがあげられます。鶏卵は加熱されている方が消化によく、豆類では豆腐や納豆、野菜類ではニンジンや大根やカブ、ほうれん草、白菜、イモ類ではやわらかくゆでたジャガイモや里芋などがあります。穀類では、やわらかく炊いたごはん、うどんやそうめんです。ヨーグルトやプリンやカステラ、果物類ではバナナ、リンゴ、桃、洋ナシなど、少量であれば間食によいでしょう。

消化に悪い食品として、肉類では豚バラ肉やソーセージ、鶏肉の皮、魚類ではイワシやサンマ、ウナギなど脂身の多い魚などがあげられます。野菜は繊維が多いゴボウやれんこん、セロリ、果物は酸味が強いパイナップル、グレープフルーツなどがあります。

消化によい食品と消化に悪い食品

消化によい食品

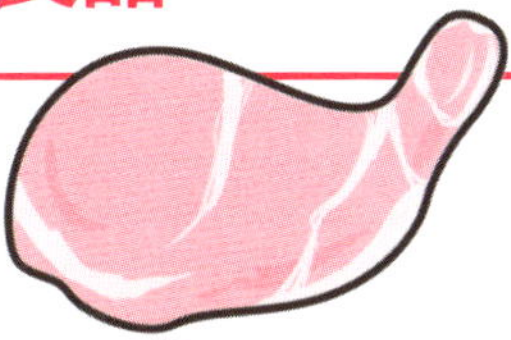

肉類……脂身が少ない部位
牛・豚のひれ肉、もも肉、鶏ささみ　など

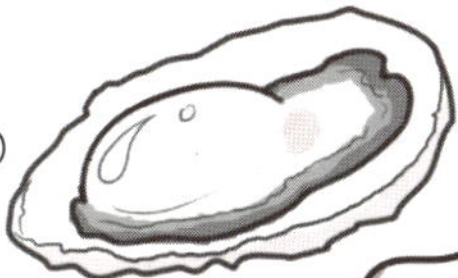

魚類……脂肪が少ない白身魚
カレイ、タラ、ヒラメ、カキ　など

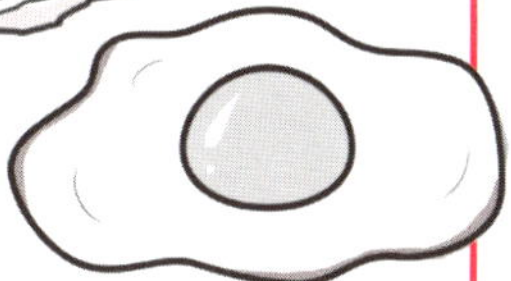

鶏卵……生卵より、加熱されているもの

豆類……豆腐、納豆、煮豆　など

野菜類…やわらかくゆでたもの
ニンジン、大根、カブ、ほうれん草、白菜、
キャベツ、カリフラワー、カボチャ　など

イモ類…やわらかくゆでたもの
ジャガイモ、サトイモ　など

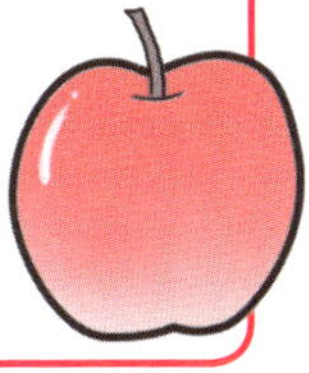

穀類……やわらかく炊いたごはん、うどん、そうめん　など

果物類…バナナ、リンゴ、桃、洋ナシ　など

菓子類…ヨーグルト、プリン、カステラ　など

消化に悪い食品

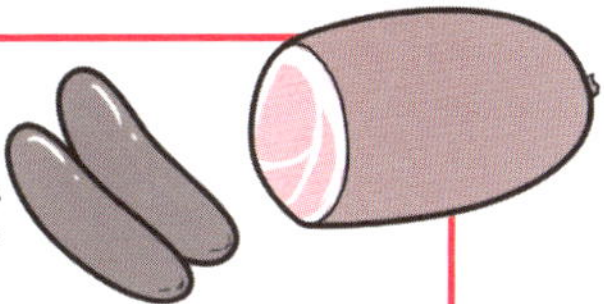

肉類……脂肪の多い部位や加工品
豚バラ肉、ソーセージ、ベーコン、鶏肉の皮　など

魚類……脂身の多い魚
イワシ、サンマ、さば、まぐろのトロ、ウナギ　など

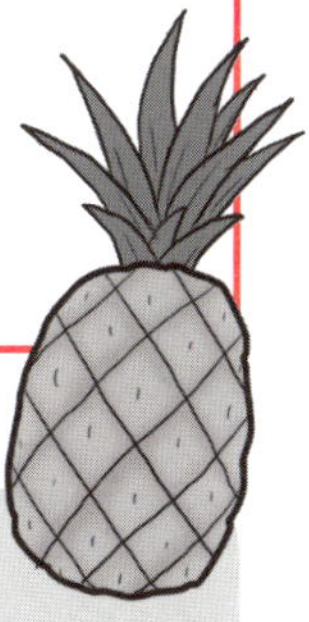

野菜類…繊維が多いもの
ゴボウ、れんこん、セロリ、タケノコ　など

果物類…繊維が多い・酸味が強いもの
パイナップル、ドライフルーツ、グレープフルーツ　など

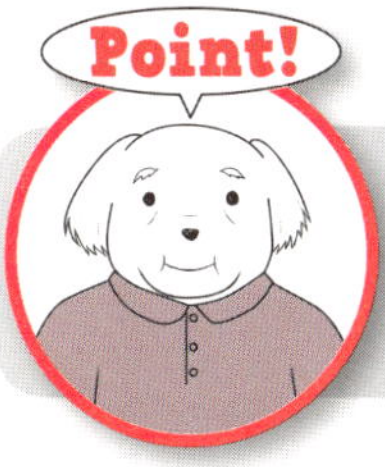

**胃酸過多にならないよう
消化によい食品を知っておこう**

脂質の少ない食品を選ぶだけでなく、脂質を減らす料理法も工夫しましょう

すい液の過剰分泌を防ぐために、脂質が少ない食品を選ぶことも大切ですが、たくさん油を使わないようにする料理法も工夫をしてみましょう。

「ゆでる」「蒸す」「ゆでる、または蒸してから炒める」「煮る」「網焼き」「クッキングシートなどを使ってフライパンで焼く」などは、脂質を減らす料理法として有効です。

肉や魚の味つけをする前に下準備としてゆでる、または、電子レンジなどをうまく活用して蒸しておくと脂肪が流れ出るので脂質を落とせます。

ゆでる、または、蒸してから炒める料理法は、一度熱が通った材料を使うことで多量の油の使用を避けられます。

煮ることも脂質を抑えられますが、煮物を作るときには、濃い味つけにならないように気をつけましょう。網を使って焼くと、肉の脂肪を落とせるだけでなく、風味が引き立ちます。フライパンにクッキングシートを敷き、食材から出てくる脂をキッチンペーパーなどで拭きながら焼くと余分な脂質を取り除けます。

脂質を減らす料理法

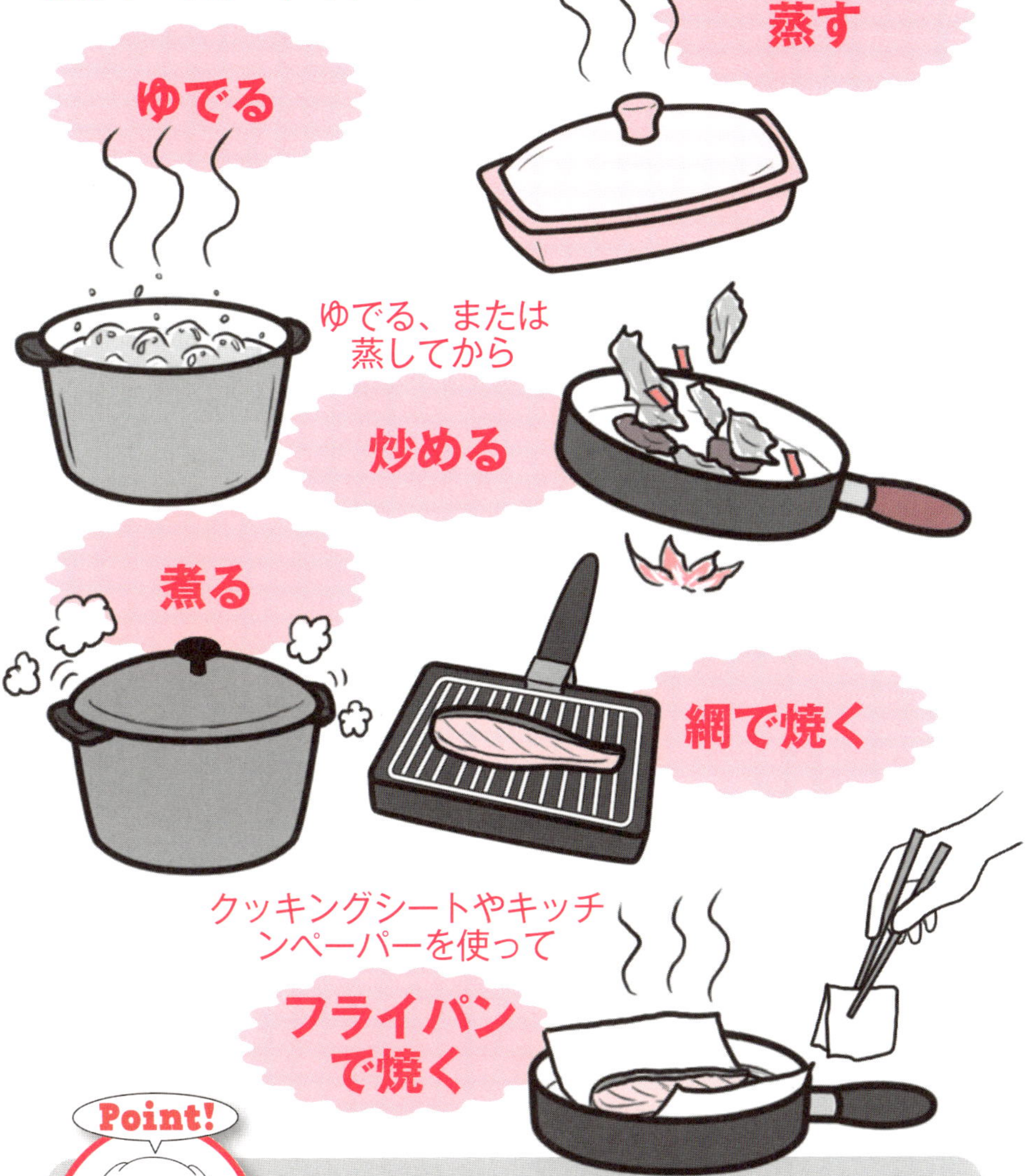
蒸す
ゆでる
ゆでる、または
蒸してから
炒める
煮る
網で焼く
クッキングシートやキッチ
ンペーパーを使って
フライパン
で焼く

Point!

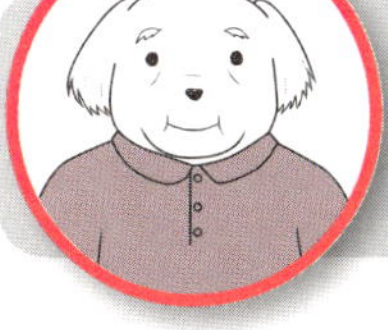

脂質を減らす料理法にも気をつける

食塩の取りすぎは血管を傷めるので、すい臓にも負担がかかります

食事をおいしくし、身体に不可欠なミネラルの一つである食塩は、ナトリウムと塩素から成ります。ナトリウムは体内の水分量を調節し、塩素は胃液などの成分になります。しかし、食塩を取りすぎると体内で塩分と水分の量を調整するために血液量が増えて、血管に圧力がかかるので高血圧になり、動脈硬化を起こして脳梗塞、心筋梗塞などの原因となります。すい臓の機能低下が見られる糖尿病患者のうち、40～60％が高血圧であると言われています。また、塩素の摂取量が多いと胃酸過多になります。塩分が多い食事だと食事量も増えるのでエネルギー量も摂取過剰になり、肥満に繋がります。

厚労省が定める1日の食塩摂取量は、高血圧の人は6g未満、一般の人は男性で8g未満、女性は7g未満です。しかし実際の摂取量は平均10g以上というデータがあります。

食事の減塩をするため「しょう油・タレ・ソース類はかけずに〝つける〟」「調味料を使うとき塩分の目安を決める」「なるべく外食や加工食品やインスタント食品は避ける」「血圧上昇を防ぐカリウム含有量の多い食品を取る」などを心がけることは大切です。

減塩の食事を心がける

しょう油・タレ・ソース類はかけずに“つける”

かけるより“つける”方が、調味料の塩分を減らせる

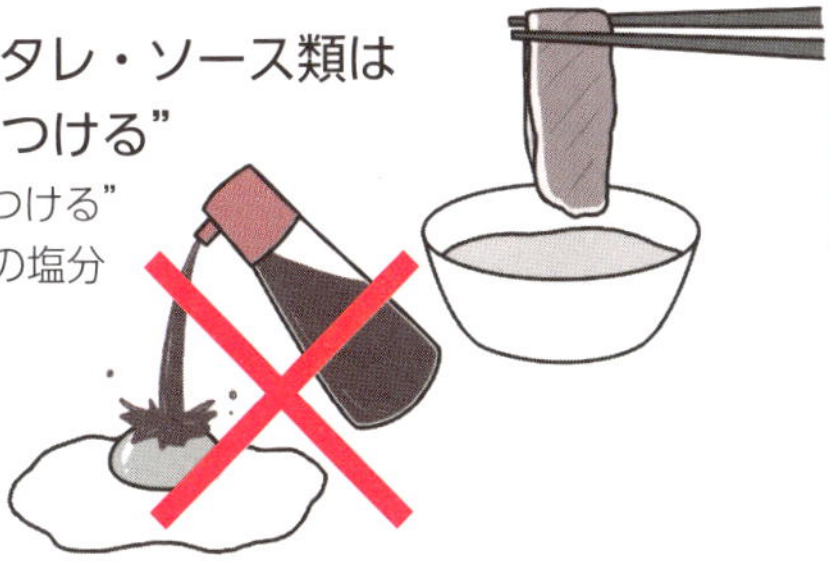

1日の適正食塩摂取量

男性で8g未満
女性は7g未満
高血圧の人は6g 未満

なるべく外食や加工食品やインスタント食品は避ける

濃い味のものが多く、自分に合わせた塩分調整がしにくい

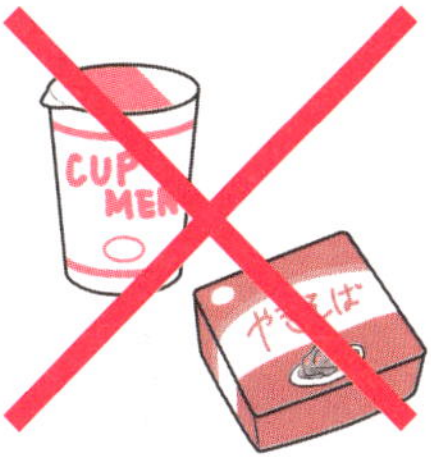

調味料を使うとき塩分の目安を決める

食品を選ぶ、味つけするとき
塩分摂取の参考にする

	100g 中	大さじ	小さじ
食塩	99.1	17.8	5.9
濃口しょう油	14.5	2.6	0.9
薄口しょう油	16	2.9	1
ウスターソース	8.4	1.5	0.5
とんかつソース	5.6	1	0.3
めんつゆ（3倍濃縮）	9.9	1.8	0.6
めんつゆ（ストレート）	3.3	0.6	0.2
ドレッシング（油分あり）	3	0.5	0.2
ドレッシング（ノンオイル）	7.4	1.3	0.4
トマトケチャップ	3.3	0.5	0.2
練りワサビ	6.1	0.9	0.3
マヨネーズ	1.8	0.2	0.07

【一般的な調味料類の塩分量
（食塩相当量）】単位：g

カリウム含有量の多い食品を取る

カリウムは、
ナトリウムの排出を促し
血圧上昇を抑える

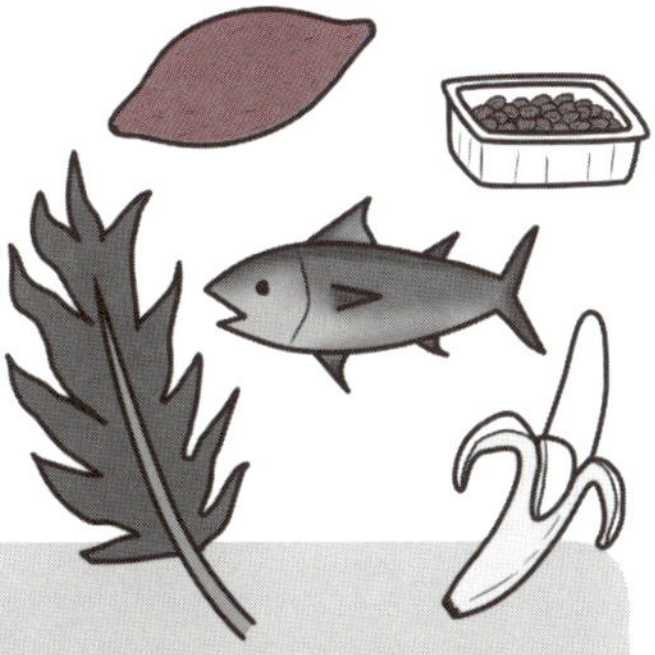

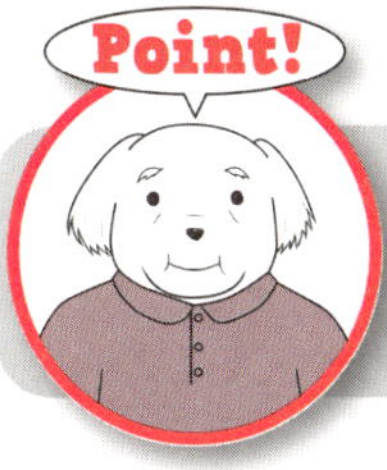

塩分の取りすぎに注意

低脂質・減塩の食事を続けられるように、おいしい味つけの工夫をしましょう

身体の健康維持のためと理解していても、低脂質かつ減塩した食事を続けることは、毎日のことなのでなかなか難しいものです。最初から制限されたものにしてしまうと、食事の楽しみがなくなり、ストレスを感じてしまうこともあるかもしれません。ゆえに、早急な対応を要する病状ではない場合には、食事のおいしさを維持しながら、徐々に低脂質、減塩の食事へと移行していくようにしましょう。

旬の新鮮な食品やカリウムを多く含む食品を選ぶことも大切ですが、低脂質・減塩の食事をなるべく長く続けられる味つけの工夫もしてみましょう。

塩分を多く含むしょう油以外の調味料を使用して「薬味や香辛料、酸味をきかせる」、しっかりと味つけしたものを1品用意して、他の料理は減塩をする「塩分の使い方にメリハリをつける」、みそ汁やスープの野菜や海藻などを増やし、塩分の過剰摂取を控える「汁物の具を多めにする」、料理の味つけをするときに手軽で便利な「市販の減塩調味料を活用する」などは、低脂質・減塩の食事をおいしく仕上げることに役立ちます。

低脂質・減塩の食事の味つけをするコツ

薬味や香辛料、酸味をきかせる

ワサビやショウガ、にんにく、コショウ、ハーブ、さんしょう、カレー粉、レモンやゆずの汁、酢などの薬味や香辛料で味つけをする。ただし、香辛料の使いすぎは胃酸過多になるので注意する

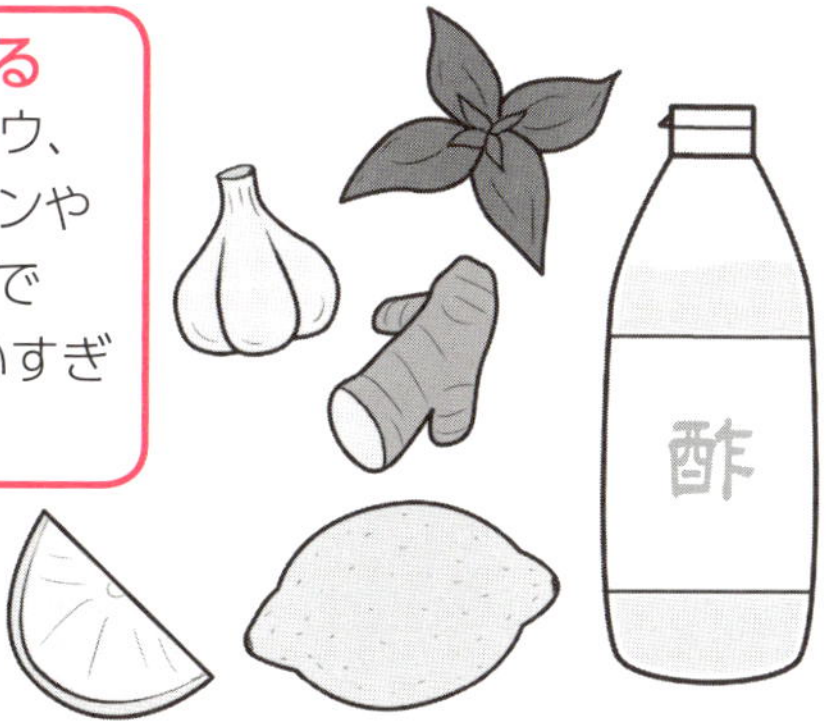

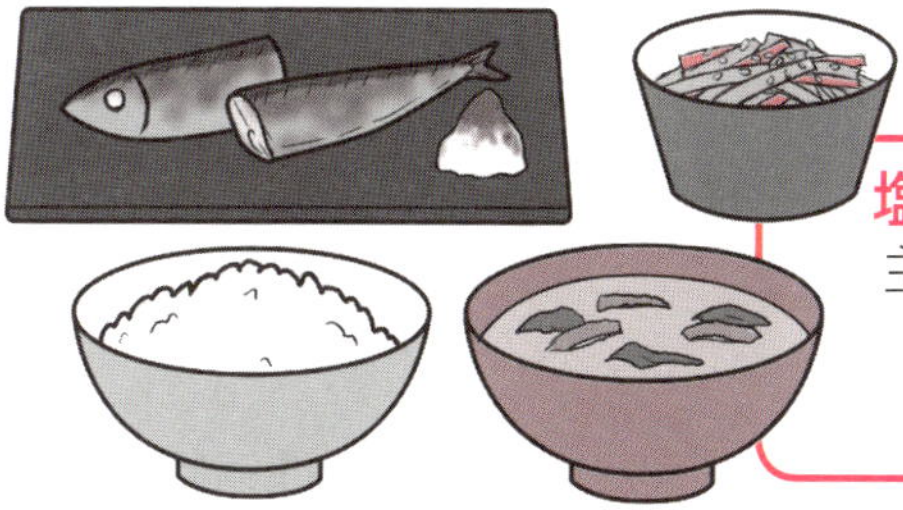

塩分の使い方にメリハリをつける

主菜だけ塩分のきいた味つけにして、副菜や汁物は減塩するなど、味にメリハリをつける

汁物の具を多めにする

みそ汁やスープなどの具に海藻や野菜などをたくさん使い、汁からの塩分の過剰摂取を控える

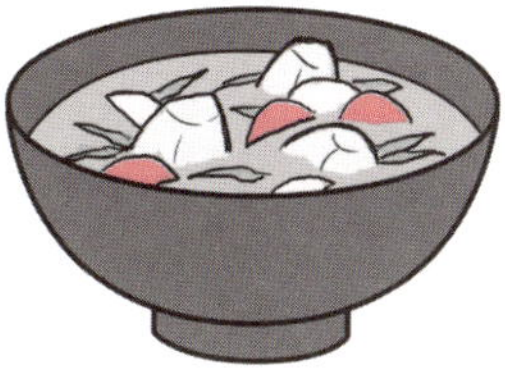

市販の減塩調味料を活用する

日頃から料理の味つけをするときに、手軽で便利な減塩された調味料を使う

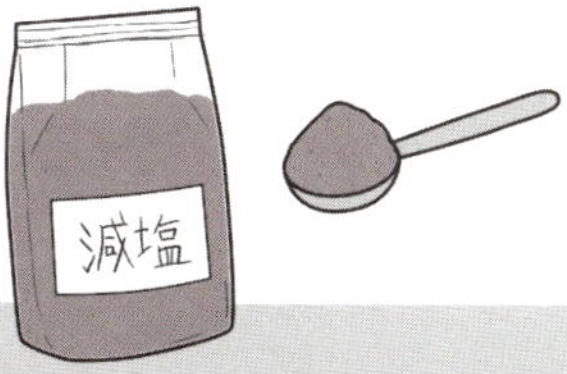

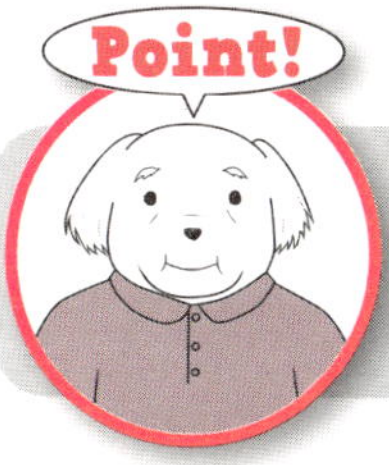

しょう油や塩以外でおいしい味つけを工夫

すい臓の病気で不足する脂溶性ビタミンA・D・E・Kを食事で補いましょう

すい臓の病気で消化酵素の分泌が減ると、脂質の消化吸収がうまくできなくなります。すると、健康なときには脂質と一緒に吸収されていた脂溶性ビタミンもうまく吸収できずに不足してしまいます。食事の中で脂溶性ビタミンを充分に補うようにしましょう。

13種類あるビタミンのうち、9種類は水に溶けやすい水溶性ビタミンのビタミンB群とビタミンC、残り4種類が油脂に溶けやすい脂溶性ビタミンのA・D・E・Kです。

脂溶性ビタミンの主な働きとして、ビタミンAは皮膚や粘膜を健康に保ち、ビタミンDはカルシウムの吸収を助け、ビタミンEは抗酸化に作用して血行を促進し、ビタミンKは血液を凝固させる作用があります。

ただし、不足しているからと言って、過剰摂取をすることは要注意です。脂質を制限した食事を守らなければならない人には、ふさわしくない食品も含まれます。脂溶性ビタミンは、体内に蓄積されると過剰症になり、副作用を起こす危険性があるからです。

医師や栄養士と相談しながら、適切なビタミンの補足量を把握するようにしましょう。

脂溶性ビタミンの補給

ビタミンA…皮膚や粘膜を 健康に保つ
ニンジン、春菊、小松菜、ほうれん草、ウナギ　など

食事摂取基準
推奨量（μg RAE/ 日）
男性：850 ～ 900
女性：700

ビタミンD…カルシウムの吸収を高める
マグロ（トロ）、イワシ、さつまあげ、カツオ、サンマ、サバ、マス、ウナギ、バター、卵黄　など

食事摂取基準
目安量（μg / 日）
男性：5.5
女性：5.5

ビタミンE…抗酸化に作用して血行を促進する
アーモンド、大豆、落花生、マーガリン、ウナギ、えんどう豆、シジミ、カツオ、卵、バター、サケ、アユ、ほうれん草、牛乳　など

食事摂取基準
目安量（μg / 日）
男性：6.5
女性：6.0

ビタミンK…血液を凝固させる作用がある
納豆、ほうれん草、キャベツ、白菜、ジャガイモ、牛乳、トマト、大豆　など

食事摂取基準
目安量（μg / 日）
男性：150
女性：150

1g=1000mg、1mg =1000μ g（マイクログラム）、
1μ g RAE= 1 μ g レチノール
※ビタミンAは、体内で最終的に「レチノール」というビタミンA効力をもつ成分へと変化するため、レチノール活性当量ＲＡＥが示される

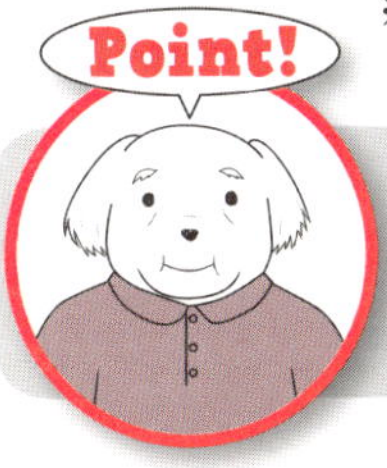

脂溶性ビタミンの欠乏症や過剰症に留意する

4杯以上のコーヒーはすい臓がんリスクを高め、緑茶のがん予防効果はまだ明らかではありません

日常生活の中で欠かせないコーヒーや緑茶に含まれる成分が、がん予防に効果があるのではないかと注目を集めています。すい臓がんにはどのような影響があるのでしょうか。生活習慣とがんや脳卒中など病気の関係を解明するために、国立がんセンターが全国約13万人の40歳～69歳の男女を対象に、１９９０年～２００３年の期間に追跡した調査があります。その中で追跡期間にすい臓がんにかかった２３３人の「緑茶・コーヒー摂取とすい臓がんとの関連」を調べた研究結果があります（２００７年発表）。

コーヒーを１日３杯飲む人は、すい臓がんの発症率が低下する傾向があるとされました。しかし、１日４杯以上コーヒーを飲む人は、すい臓がんでの死亡リスクが増加し、特に男性では危険度が約３倍だったと報告されています。

緑茶の成分がすい臓がんを含むさまざまながんを予防する可能性について、広範な研究で確認されているものの、今のところ、充分ながん予防効果は認められていません。今回の研究においても、緑茶の摂取量とすい臓がんの発症率に差は認められませんでした。

コーヒー・緑茶の摂取とすい臓がんの発症率

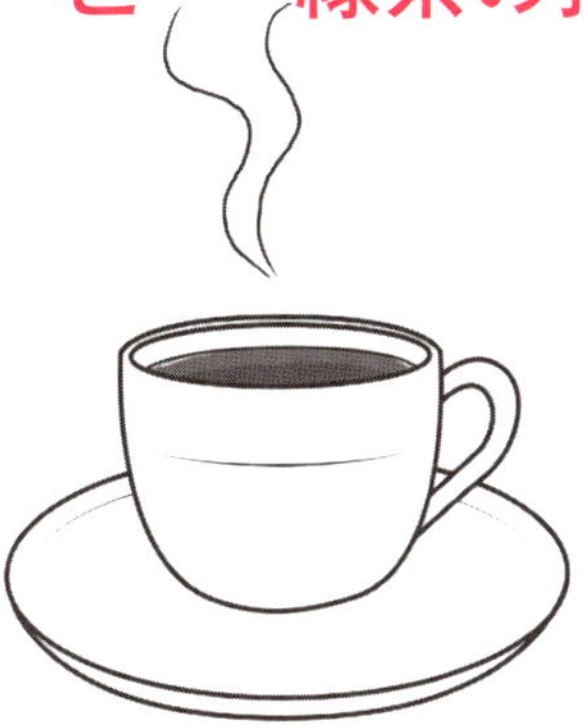

コーヒー摂取量

1日3杯以下…すい臓がん発症率に低下傾向がある
1日4杯以上…男性ではすい臓がんの発症率が約3倍

コーヒー摂取量とすい臓がん死亡リスク

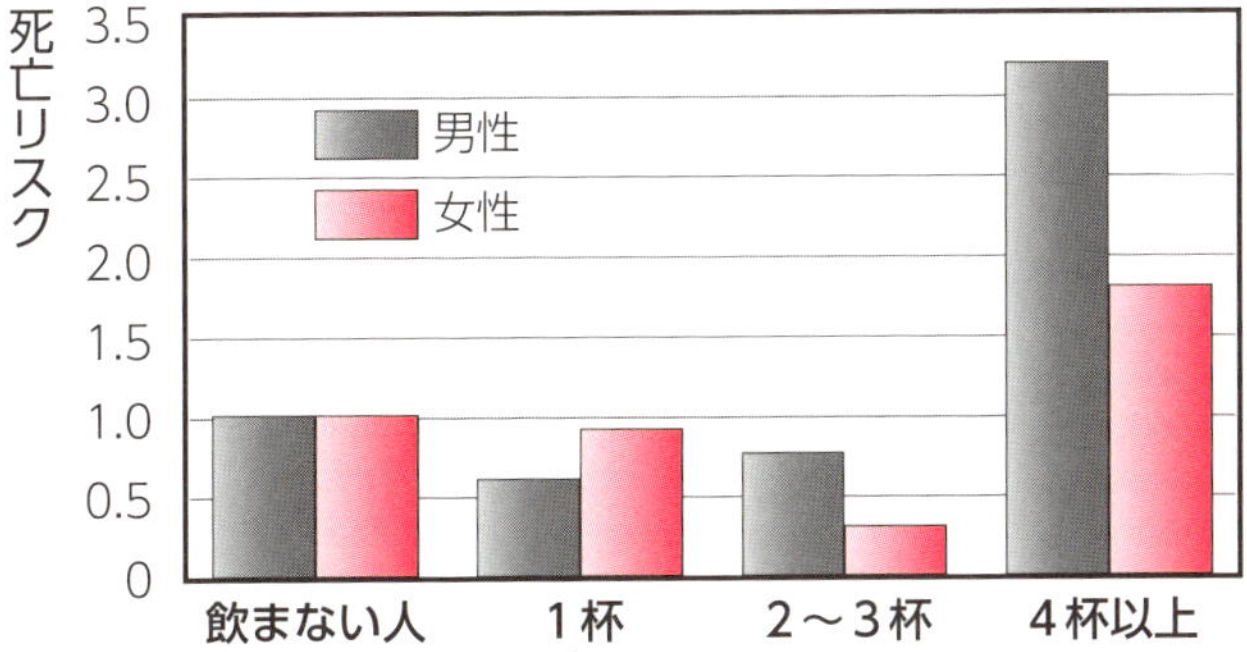

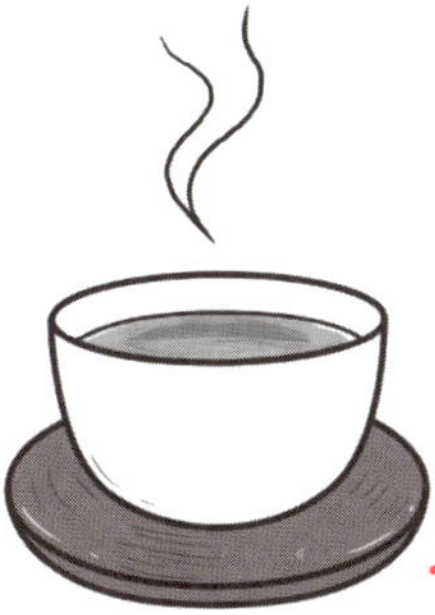

緑茶摂取量

現在は、緑茶の摂取量とすい臓がんの発症率に差は認められません

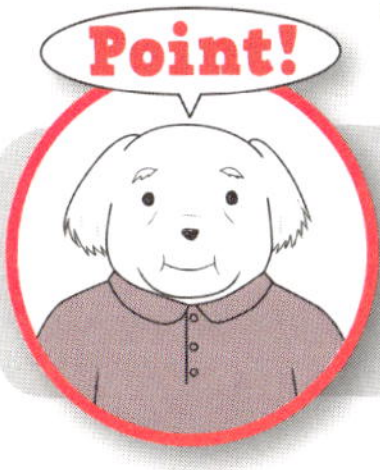

コーヒーや緑茶のカフェインは、すい臓を刺激するので摂取制限をされることもあるので注意

1日アルコール20gが適量、酒量だけでなく酔いの状態にも気を配りましょう

すい臓病の原因として最も多いものが飲酒です。すい臓病の人は、禁酒が原則です。しかし、これからお酒を飲む機会がある人がすい臓病にならないため、すい臓病が悪化しないようにするためのお酒の適量とは、どれくらいなのでしょう。

厚労省が定める適度な飲酒量は、1日単位＝アルコール20gで、これは日本酒1合、ビール中ビン1本、ウイスキーダブル1杯に相当します。

アルコール血中濃度によって6段階に分類された酔いの状態のうち、適量は「ほろ酔い期」までとされています。この段階では、大脳の働きが抑えられることで、本能や感情を司る部分の働きが活発になり、解放感を感じ、陽気になることでお酒を楽しめます。

しかし、「酩酊《めいてい》初期」や「酩酊期」になると、知覚や運動能力が鈍り、怒りっぽくなったり、歩き方がおぼつかなくなったりします。さらに飲酒が進んで「泥酔期」や「昏睡期」になると、麻痺は脳全体に及んで意識がハッキリせず、呼吸困難に陥り、最悪の場合には死に至る危険性もあります。

アルコール血中濃度と酒量と酔いの状態

6つの段階 アルコール血中濃度	酒量	酔いの状態
爽快期 0.02～0.04	ビール（中ビン）1本 日本酒　1合 ウイスキー（ダブル）1杯	顔が赤くなる 爽やかな気持ちになる 陽気になる 判断が少し鈍くなる
ほろ酔い期 0.05～0.10	ビール（中ビン）1～2本 日本酒　1～2合 ウイスキー（シングル）3杯	ほろ酔い気分になる 体温が上昇し、脈が速くなる
酩酊初期 0.11～0.15	ビール（中ビン）3本 日本酒　3合 ウイスキー（ダブル）3杯	大声で話す 気が大きくなる 怒りっぽくなる 立つとフラつく
酩酊期 0.16～0.30	ビール（中ビン）4～6本 日本酒　4～6合 ウイスキー（ダブル）5杯	歩くとフラフラする 同じことを繰り返して話す 吐き気、嘔吐が起こる
泥酔期 0.31～0.40	ビール（中ビン）7～10本 日本酒　7合～1升 ウイスキー　ボトル1本	まともに立てない 意識がハッキリしない ろれつが回らない
昏睡期 0.41～0.50	ビール（中ビン）10本以上 日本酒　1升以上 ウイスキー　ボトル1本以上	自分でトイレに立てない 呼吸困難になる **死に至る重篤な状態**

$$\text{アルコール血中濃度（\%）} = \frac{\text{飲酒量（ml）×アルコール度数（\%）}}{\text{833×体重（kg）}}$$

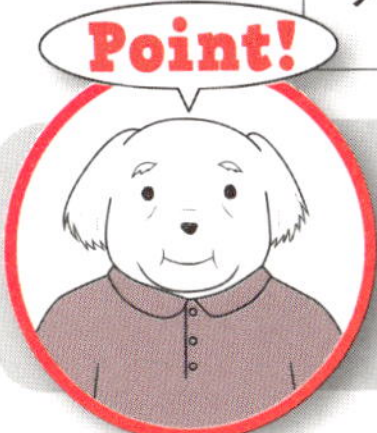

アルコールは1日20g、「ほろ酔い期」まで

アルコール度数
- ビール 5度
- 日本酒 15度
- ウイスキー 43度

すい臓にやさしい主菜のレシピ

４段階の
症状別

すい臓病の症状に合わせて、エネルギー量と脂質量に制限が設けた食事が必要ですが、どのような料理を作ったらよいでしょうか。

第１段階～第４段階の食事のメインとなる主菜のおススメのメニューを紹介します。

第１段階

急性すい炎　急性期
慢性すい炎　急性増悪期

エネルギー摂取量 1300kcal 以下　脂質摂取量 10g 以下／１日

カレイのトマト煮

エネルギー　122kcal
脂質　2.7 g
塩分　1.8 g

材料（１人分）

マガレイ……………………１切れ（80 g）
ホールトマト（缶詰）……80 g
にんにく……………………１ g
アスパラガス………………１本（15 g）
オリーブ油…………………1.5 g
白ワイン……………………大さじ１（15ml）
塩……………………………１ g
コショウ……………………少量
パセリのみじん切り………少量

作り方

1. にんにくはみじん切りにする。
2. フライパンにオリーブ油、１を入れて中火にかける。香りが立ったら、カレイ、白ワイン、ホールトマトを入れて、５分ほど煮て、塩とコショウで調味する。
3. 器に盛り、ゆでて３等分に切ったアスパラガスを添えて、パセリを散らす。

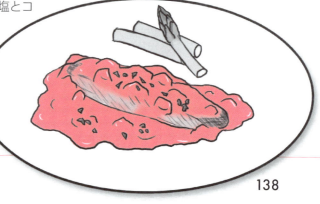

鶏ささみごまだれサラダ

エネルギー　127kcal
脂質　3.2 g
塩分　1.1 g

材料（1人分）

- 鶏ささみ ……… 1本（60 g）
- 酒 ………………小さじ2／5（2 g）
- 塩 ………………0.3 g
- きゅうり ……… 2／5本（40 g）
- トマト ………… 1／4個（40 g）
- 緑豆もやし …… 30 g
- レタス ………… 1／2枚（25 g）
- しょうが ……… 1 g
- ねぎ …………… 5 g
- A いり白ごま …… 小さじ1（3 g）
- A ごま油 ………… 小さじ1／4（1 g）
- A 砂糖 …………… 小さじ2／3（2 g）
- A 酢 ……………… 小さじ4／5（4 g）
- A しょう油 ……… 小さじ1弱（5 g）

作り方

1. ささみは酒と塩をふって、耐熱容器に入れラップをかけて電子レンジで2分加熱する。
2. きゅうりは4cm の長さのせん切り、トマトはくし型に切る。
3. もやしはゆでてざるに上げ、水気を切る。
4. しょうがとねぎは、みじん切りにしてAと混ぜ合わせる。
5. レタスは食べやすい大きさに切って、水にさらして水気を切る。
6. 器に5を敷いて、1、2、3を盛って4をかける。

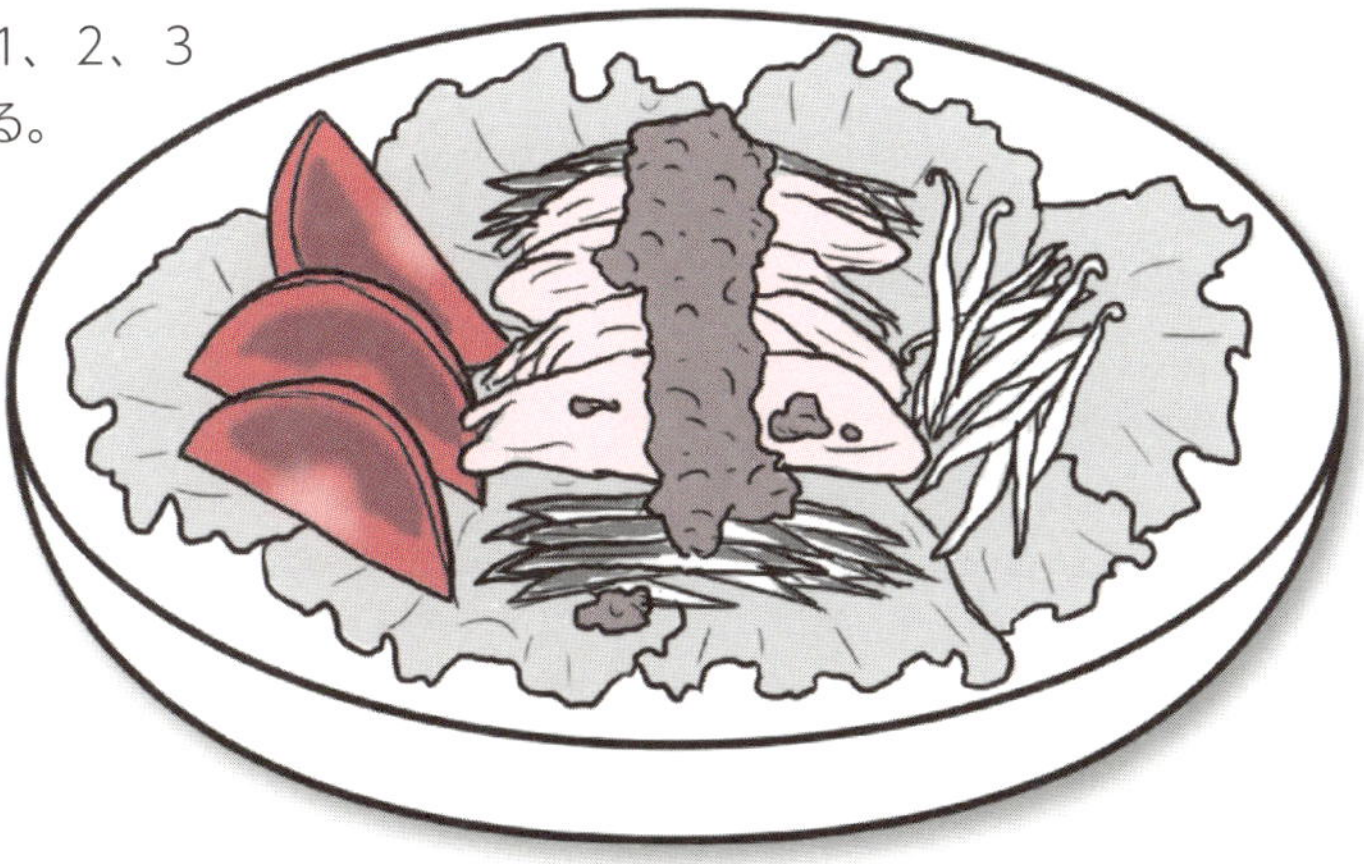

第２段階　慢性すい炎　急性増悪期

エネルギー摂取量 1500kcal 以下　脂質摂取量 15 ～ 20 g 以下／1日

鶏もも肉西京焼きとゆで野菜

エネルギー　100kcal
脂質　2.6 g
塩分　0.4 g

材料（1人分）

- 鶏もも肉（皮なし）…1／4枚（60 g）
- 白みそ …………小さじ2／3（4 g）
- 砂糖 ……………小さじ2／3（2 g）
- 酒 ………………小さじ2／5（2 g）
- にんじん ………5 g
- ほうれん草 ……2と1／2株（30 g）
- 緑豆もやし ……1／6袋（30 g）

作り方

1. 白みそ、砂糖、酒を合わせて、鶏もも肉を2～3時間漬ける。
2. フライパンにクッキングシートを敷き、1を入れて、両面に焼き色をつけてふたをして、中火で中まで焼く。途中でキッチンペーパーで出てきた脂をふき取る。
3. にんじんは4cmの千切り、ほうれん草は4cmの長さに切る。
4. にんじん、ほうれん草、もやしの順にゆでて、ざるにあげる。
5. 2を食べやすい大きさに切って皿に盛り、4を添える。

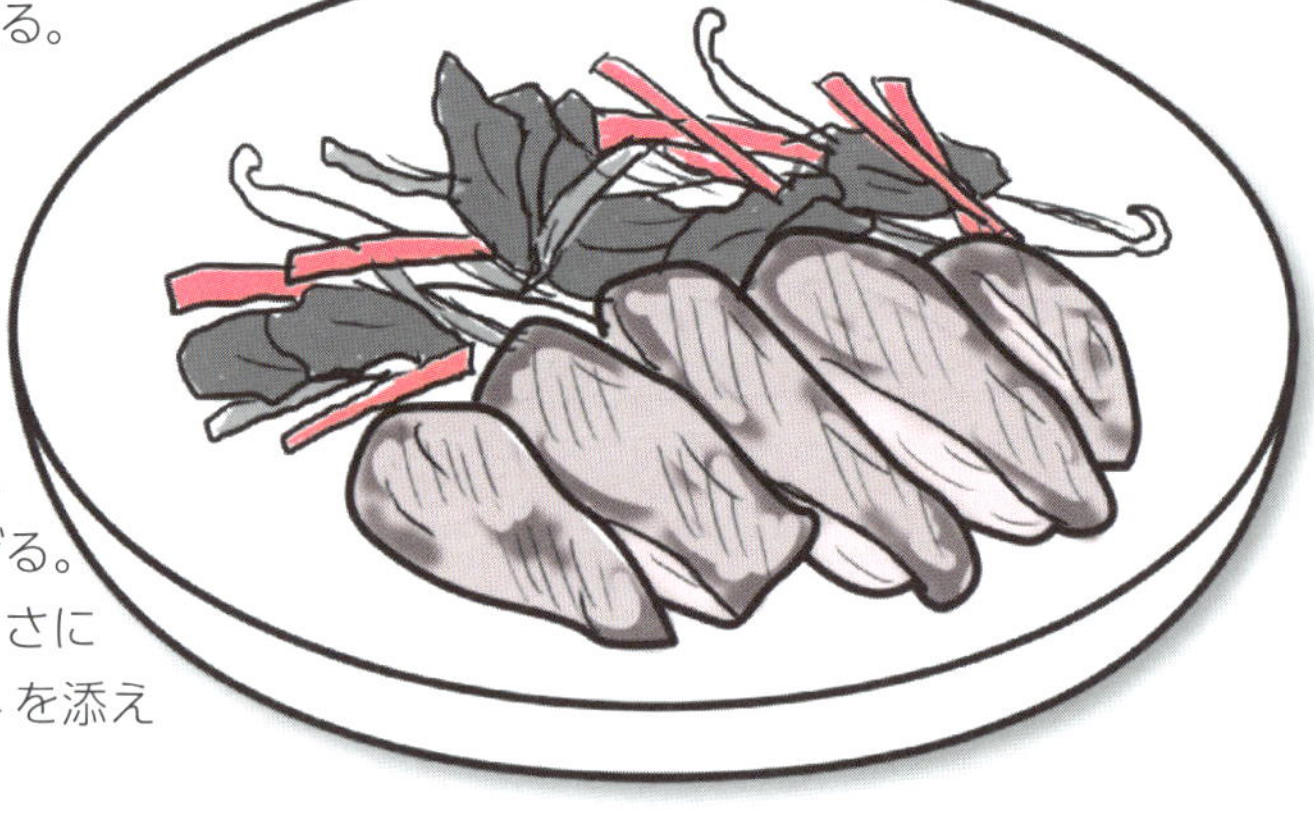

ホタテとチンゲン菜のクリーム煮

エネルギー　184kcal
脂質　3.4 g
塩分　1.5 g

材料（1人分）

- ホタテ貝柱……2と2／3枚（80 g）
- かたくり粉　……小さじ1／2（1.5 g）
- チンゲン菜　…… 1株強（100g）
- しょうが………… 1／4かけ（3g）
- サラダ油　………小さじ1／4（1g）
- A
  - 酒　………………小さじ1と3／5（8g）
  - 水　……………… 1／3カップ弱（60ml）
  - 固形コンソメ　… 1g
- 低脂肪牛乳　…… 3／5カップ（120ml）
- 塩　………………0.5 g
- コショウ…………少量
- ごま油　…………小さじ1／4（1g）
- かたくり粉　……小さじ2／3（2g）
- 水　……………… 4g

作り方

1. ホタテを2～3つに切り分け、かたくり粉をまぶす。
2. チンゲン菜は根元を少し切り落とし、株に切り込みを入れて4等分にしてゆでた後、水にさらして水気を切り、4cmの長さに切る。
3. しょうがは、みじん切りにする。
4. フライパンに油を熱し、1の両面を焼いて3を加えて炒める。
5. Aを加えてひと煮立ちさせる。
6. 2と牛乳を加えて煮立ったら、火を弱めて塩とコショウで調味する。
7. ごま油を入れ、水で溶いたかたくり粉でとろみをつける。

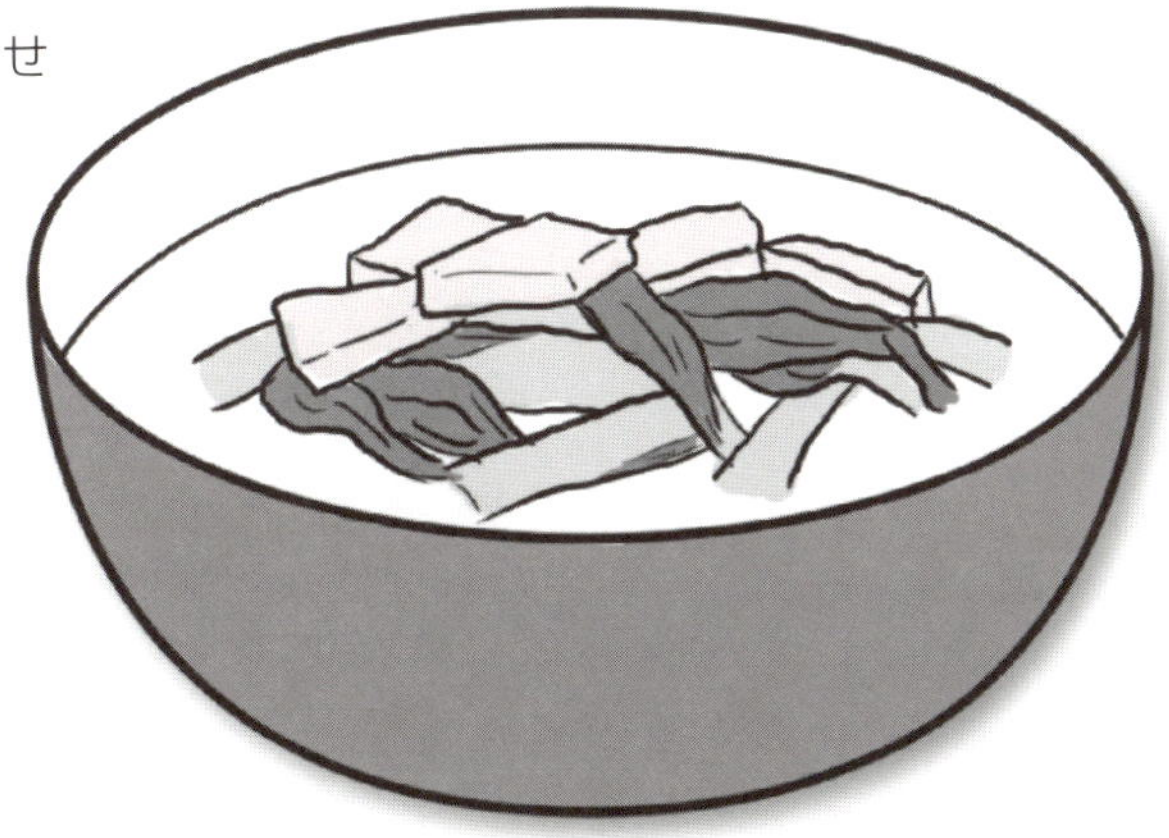

第３段階

慢性すい炎　腹痛あり
代償期／非代償期

エネルギー摂取量 1800kcal 以下　脂質摂取量 30 ～ 35 g 以下／1日

ゆで豚とおろし大根ソース

エネルギー　168kcal
脂質　3.0 g
塩分　1.2 g

材料（1人分）

- 豚もも肉（ブロック）……80 g
- ねぎ ……………… 1／2本（50 g）
- しょうが…………… 10 g
- 大根 ……………… 1.5cm（50 g）
- A
  - はちみつ ………… 大さじ1／2弱（10 g）
  - すだちのしぼり汁…小さじ1と1／5（8g）
  - しょう油…………… 小さじ1と1／3（8g）
- リーフレタス …… 1／4枚（10 g）
- ラディッシュ ……… 1個（10 g）

作り方

1. 豚肉はねぎとしょうがを入れたたっぷりの水に入れる。強火にかけて、沸騰する前にアクを取り除き、弱火にして約 30 分ゆでて、火を止める。
2. 1の豚肉を食べやすく切り、皿に盛ってちぎったリーフレタスと薄切りのラディッシュを添える。
3. 大根は皮をむいてすりおろし、軽く水気を切る。Aと合わせてソースを作り、ゆで豚にかける。

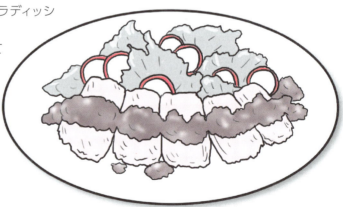

サケと野菜の南蛮漬け

エネルギー　219kcal
脂質　6.6 g
塩分　1.5 g

材料（1人分）

- サケ（切り身）… 1切れ（80 g）
- 塩 ……………… 0.3 g
- コショウ………… 少量
- 小麦粉 ………… 小さじ2と1／3（8g）
- オリーブ油 …… 小さじ3／4（3g）
- かぶ …………… 小1／2個（20 g）
- カリフラワー … 1／4株（30 g）
- ブロッコリー…… 1／4株（20 g）
- A
  - りんご酢 ……… 25 g
  - 砂糖 …………… 小さじ2と2／3（8g）
  - 塩 ……………… 1g
  - とうがらしの小口切り……少量

作り方

1. サケは3等分に切って塩をふり、10 分おく。
2. 1の水気をふいて、コショウをふって小麦粉をまぶす。
3. フライパンにオリーブ油を薄くひいて、2を焼いて火を通す。
4. かぶは皮をむいて3等分に切り、カリフラワーとブロッコリーは小さな房にしてゆでる。
5. Aを合わせて甘酢を作り、4を漬ける。
6. 皿に3を盛り、5をのせる。残った甘酢を煮立たせて、サッとかける。

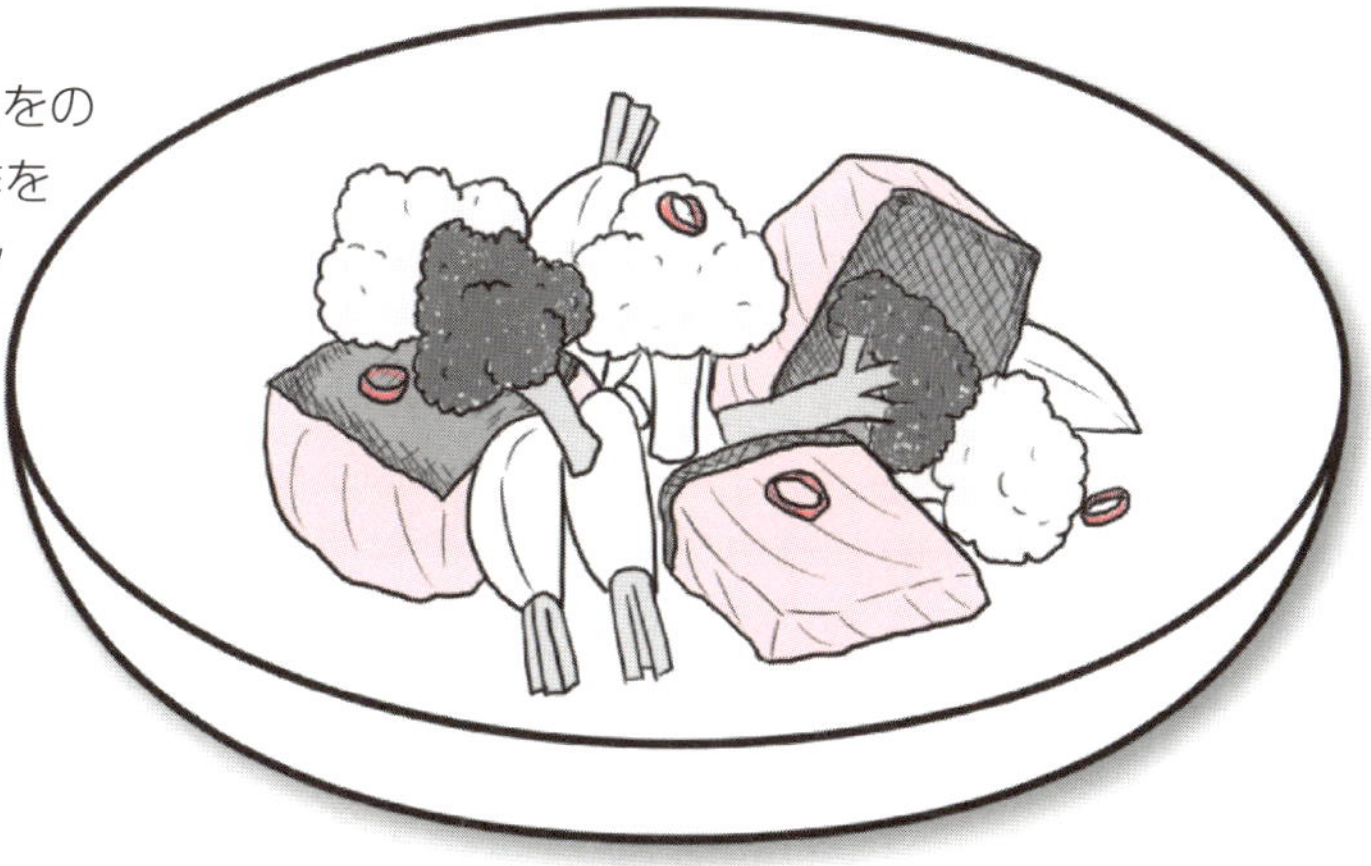

第４段階	慢性すい炎　腹痛なし 代償期／非代償期

エネルギー摂取量 1800kcal 以下　脂質摂取量 40 ～ 60 g以下／1日

キウイソースのタイカルパッチョ

エネルギー　208kcal
脂質　10.7 g
塩分　0.6 g

材料（１人分）

タイ（刺身）……… 7切れ（80 g）
レタス …………… 1／2枚（20 g）
きゅうり…………… 5g
キウイフルーツ … 1／2個（40 g）
A 酢 ………………… 小さじ1と3／5（8g）
A 砂糖 ……………… 小さじ2／3（2g）
A 塩 ………………… 0.5 g
A コショウ………… 少々
A オリーブ油 ……… 小さじ1／2（2g）

作り方

1. ボールにすりおろしたキウイフルーツとAを入れて混ぜ合わせ、ソースを作る。
2. 皿にタイの刺身を盛り、1をかけて、ちぎったレタスと千切りのきゅうりを添える。

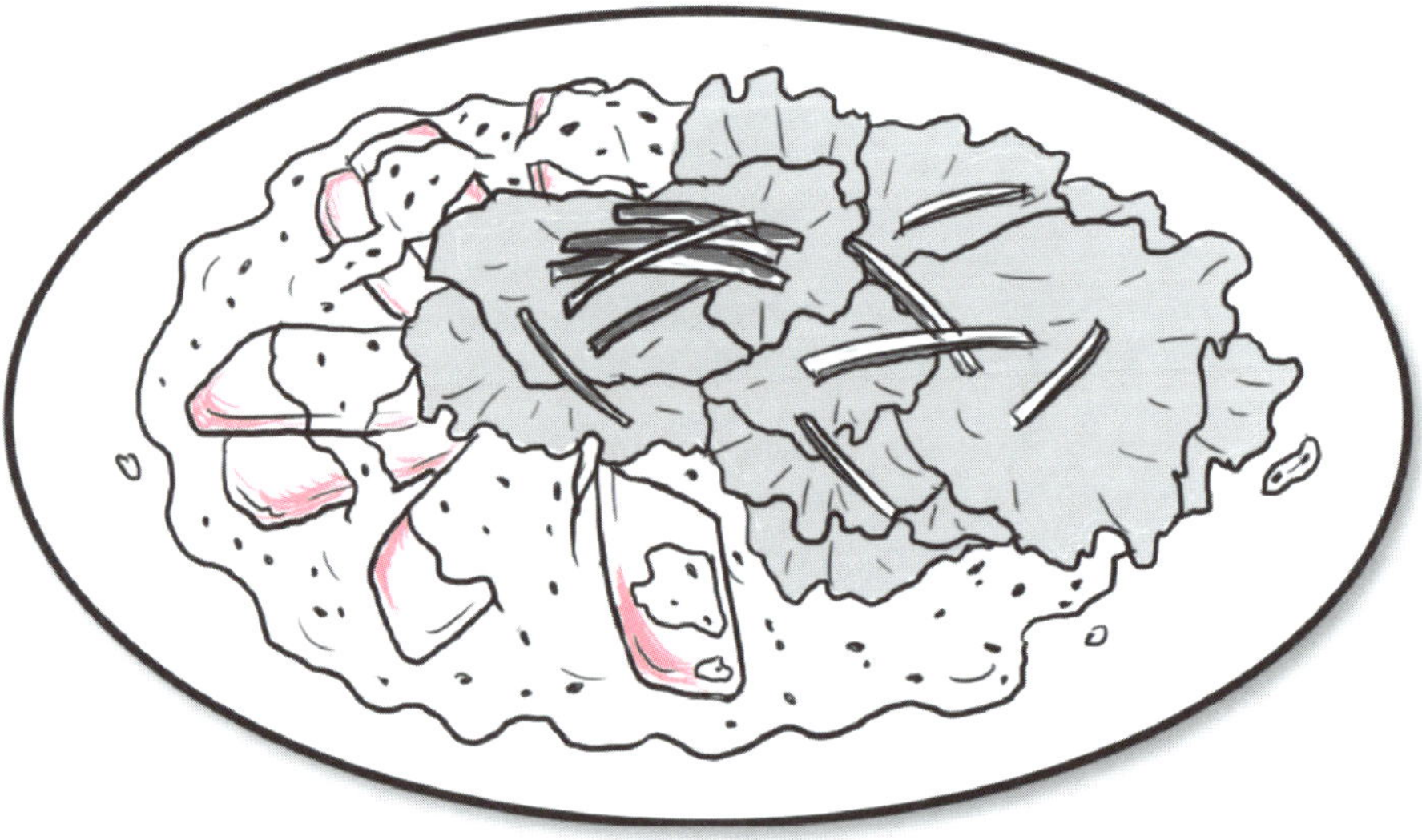

牛肉のオイスターソース

エネルギー　228kcal
脂質　14.4 g
塩分　1.2 g

材料（1人分）

牛もも肉 ………… 80 g
しめじ …………… 1／3パック（25 g）
ほうれん草 ……… 3株（50 g）
ミニトマト………… 3個（30 g）
A 水 ………………… 1／2カップ（100ml）
A しょうがの薄切り … 1かけ
A 顆粒だし（塩分控えめ）…1g
オイスターソース… 小さじ1（6g）
コショウ…………… 少量

作り方

1. 牛肉は一口大に切り、しめじは石づきを除いてほぐす。
2. ほうれん草は、サッとゆでて4cmの長さに切り、ミニトマトはヘタを除く。
3. 鍋にAを煮立てて、1を入れる。
4. 肉に火が通ったら、鍋からしょうがを取り出して、2を加えてサッと煮てオイスターソースとコショウで調味する。

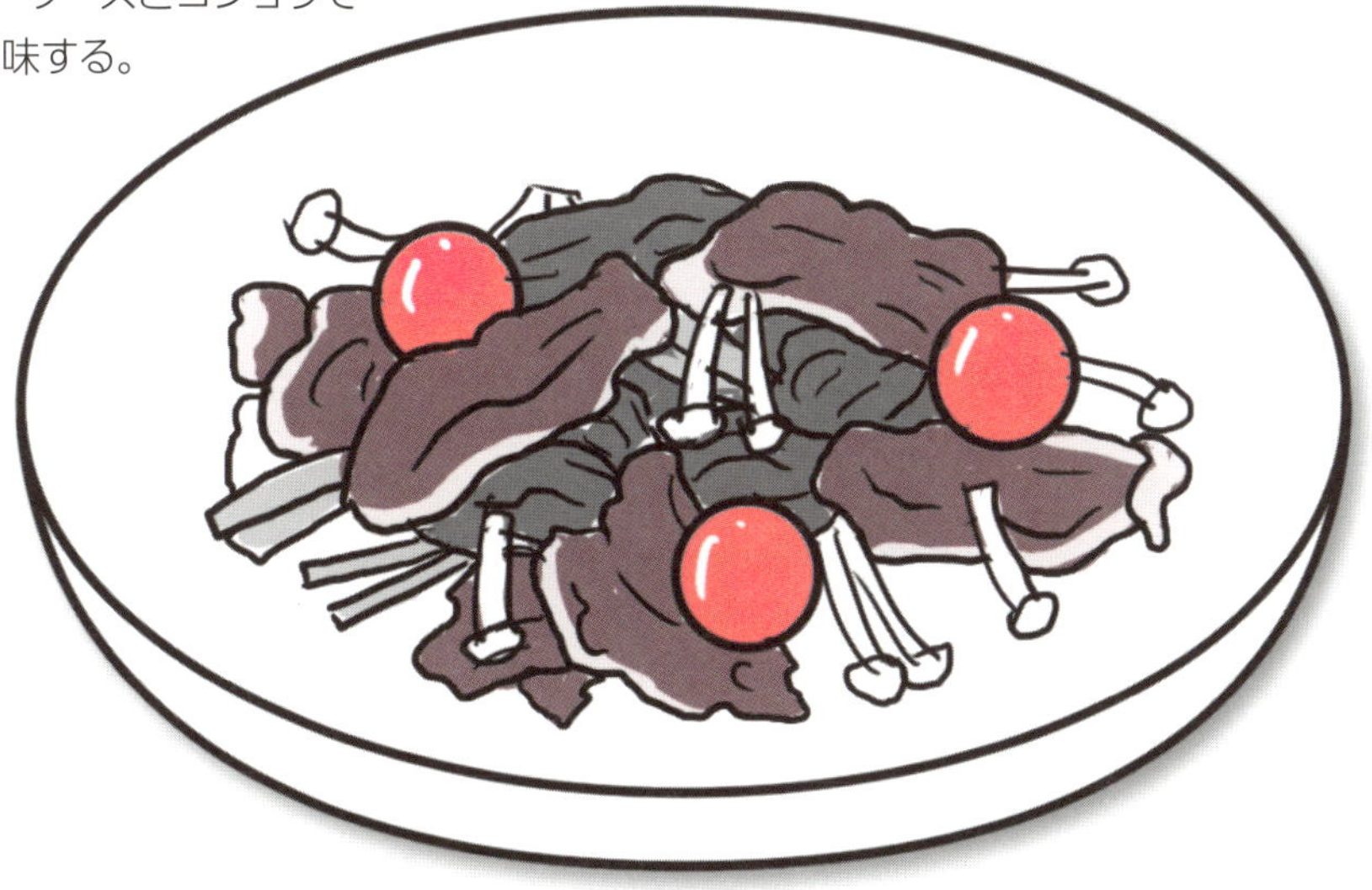

コラム6

お菓子に含まれる脂質にも要注意!
洋菓子よりは和菓子を

すい臓のために、せっかく食事でエネルギーと脂質の量を制限していても、間食のおやつで過剰な摂取をしてしまうと、努力が無駄になってしまいます。

すい臓病を引き起こす原因となる胆石症は、飲酒と脂っぽい料理の摂取だけでなく、日常的に脂質の多いお菓子を取りすぎている可能性も考えられます。

ポテトチップスやコーンスナックなど油で揚げたスナックや、クリームやバターがたくさん使われたケーキやシュークリーム、ドーナツなどには要注意です。なるべく洋菓子よりは和菓子の方が脂質を含む量が少なく、カロリーも低いので、和菓子を選ぶようにしてみましょう。

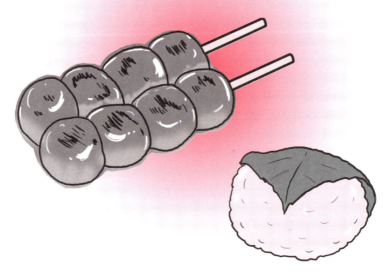

第7章

すい臓にやさしい生活習慣

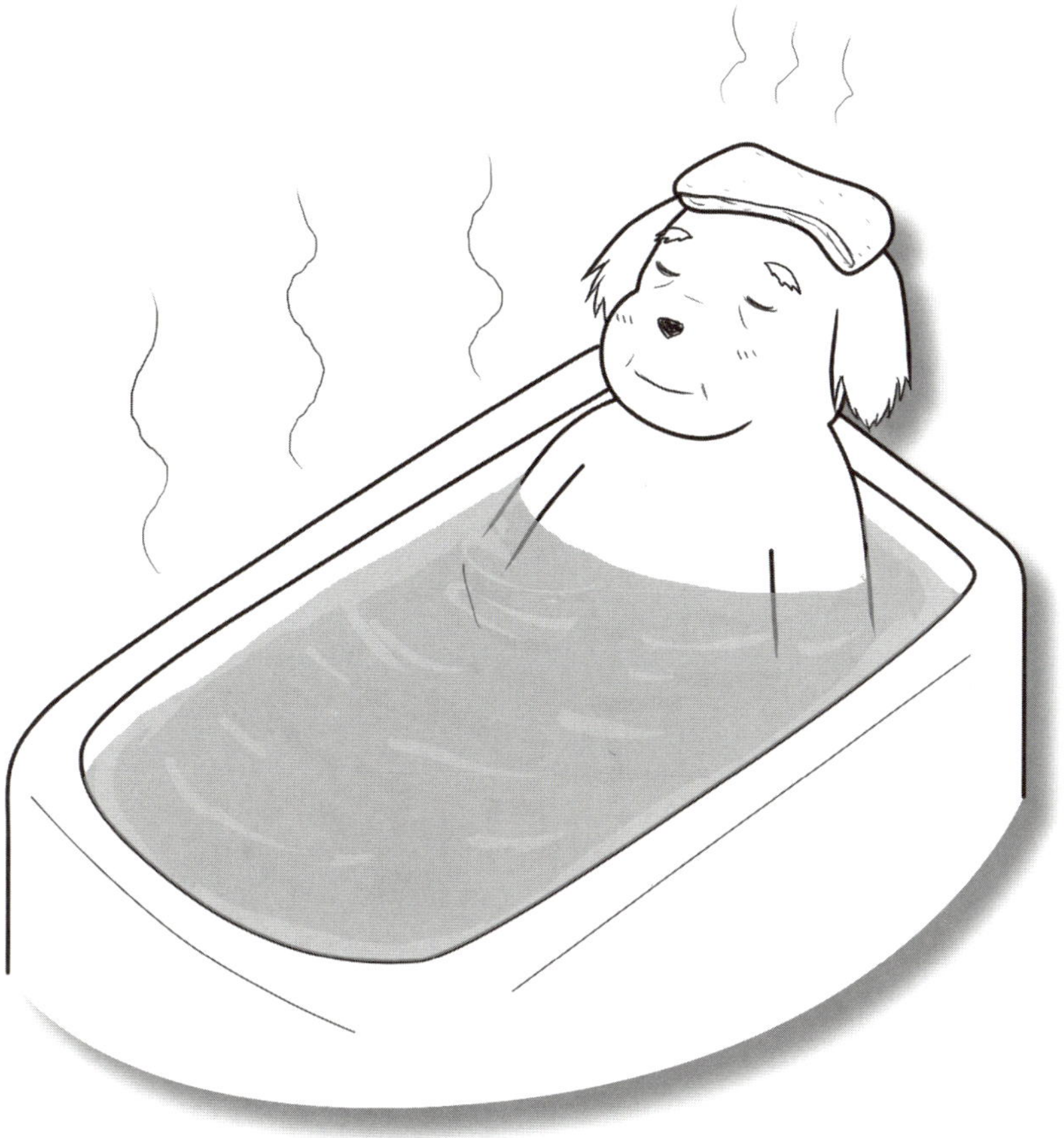

時間をかけて進行する生活習慣病予防には、日常で「一無・二少・三多」を心がけましょう

生活習慣病とは、毎日の好ましくない生活習慣が積み重なり発症する病気の総称です。すい臓の病気も含め、わが国のおよそ2／3の人は生活習慣病で亡くなると言われます。生活習慣病の主な原因には、食事・運動・飲酒・喫煙・睡眠・ストレス・遺伝などがあります。病気の種類には、虫歯や歯周病、糖尿病、心臓病や脳血管の病気とその危険因子である脂質異常症や高血圧など循環器の病気、がんなどがあげられます。

生活習慣病は「痛みがある」などの症状が出ないことが多く、数年から数十年の時間をかけて少しずつ悪くなることが多いので、不調を覚えて病院を訪れたときには合併症を発症しており、命に関わる状態になっていることが多く見られます。

厚労省による21世紀における国民健康づくり運動「健康日本21」では、「一無・二少・三多」という言葉を掲げて、生活習慣病の予防の重要性を呼びかけています。

一無は「禁煙の勧め」、二少は「少食・少酒の勧め」、三多は活動量が多い「多動」、休養を充分にとる「多休」、多くの人・物・事に興味を持つ生活をする「多接」です。

生活習慣病とは？

食事・運動・飲酒・喫煙・睡眠・ストレスなどにおいての好ましくない毎日の生活習慣の積み重ね

→ 痛みなく時間をかけて進行する →

虫歯や歯周病、糖尿病、心臓病や、脳血管の病気、脂質異常症、高血圧、がん（すい臓がん）　など

生活習慣病の予防“一無・二少・三多”

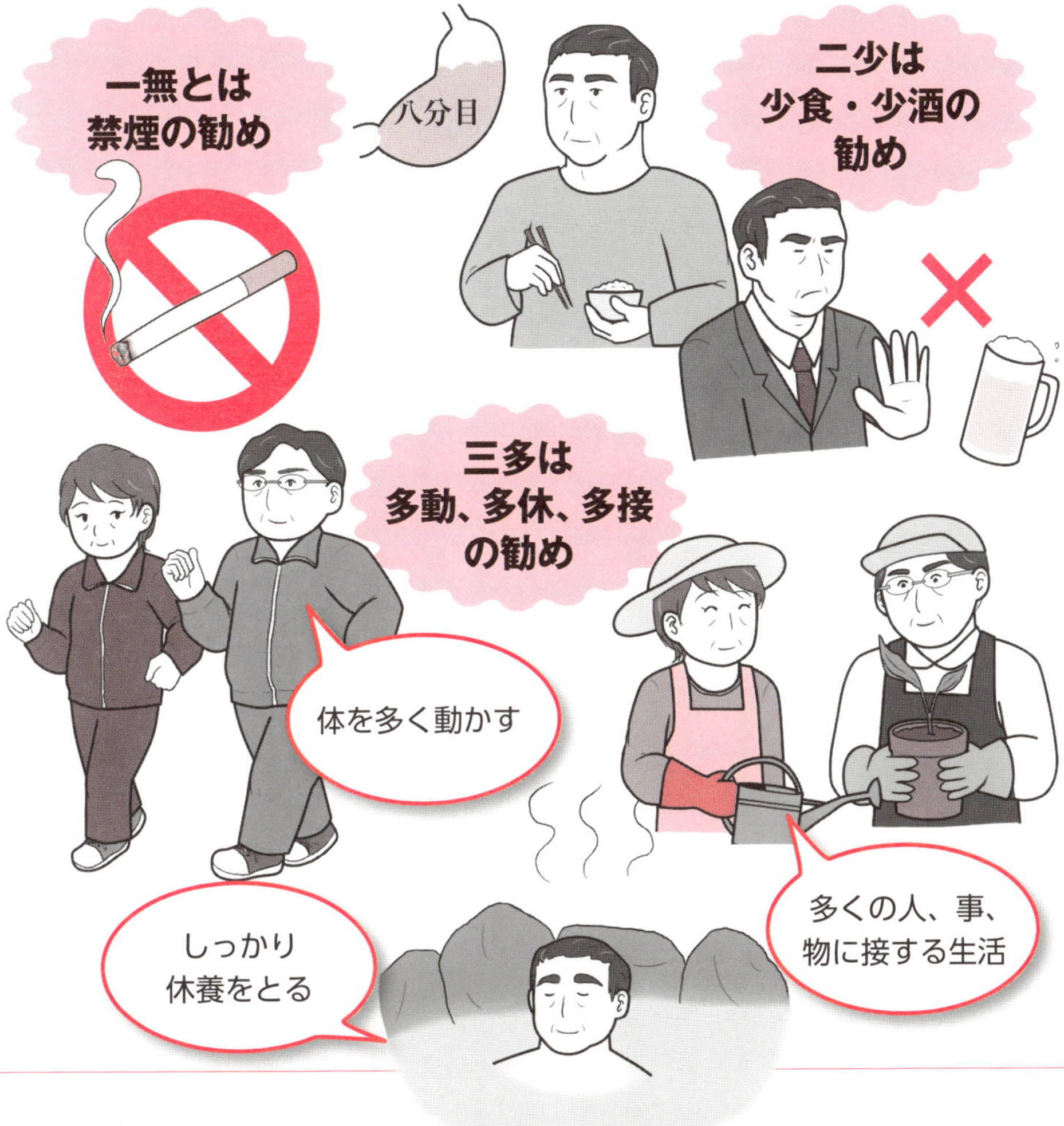
一無とは
禁煙の勧め
八分目
二少は
少食・少酒の
勧め
三多は
多動、多休、多接
の勧め
体を多く動かす
多くの人、事、
物に接する生活
しっかり
休養をとる

「タバコの三害」ニコチン・タール・一酸化炭素はすい臓がん発症のリスクも高めます

喫煙は、すい臓がんを発症する危険率を1.6～3倍に増加させると報告されています。日本では約11万人を対象とし、平均8.1年の期間で追跡調査をした研究結果で、非喫煙者と比較して、喫煙者のすい臓がん発症の危険度は男性で1.6倍、女性で1.7倍でした。また男性では、1日40本以上タバコを吸う人は吸わない人と比べ約3倍とリスクが高くなるというデータもあります。

ニコチン・タール・一酸化炭素は、「タバコの三害」と言われています。

タバコに含まれるニコチンは、依存を引き起こす原因物質です。糖や脂質の代謝に異常を引き起こし、中枢神経系の興奮と抑制が生じて激しく血管が収縮します。タールには、発がん物質や発がん促進物質などの数十種の有害物質が含まれます。タバコの煙に含まれる一酸化炭素は、血中の赤血球のヘモグロビンと結びついて、血液の酸素運搬機能が妨げられて、身体組織の酸素欠乏を引き起こします。

自分の意志で禁煙できそうもない人は、禁煙外来を利用してみるのもよいでしょう。

すい臓がんを発症する危険率

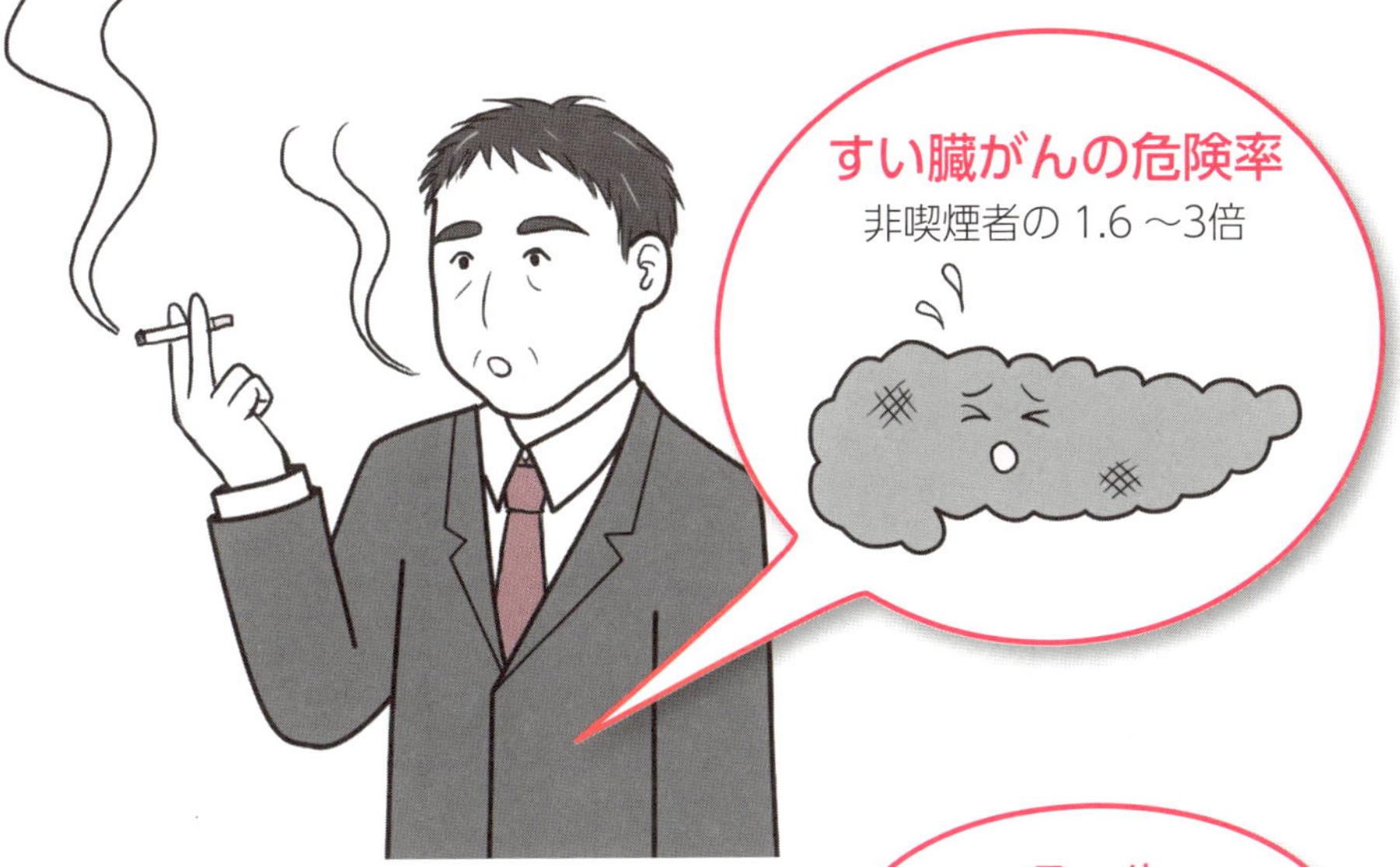
すい臓がんの危険率
非喫煙者の 1.6 ～3倍

タバコの三害

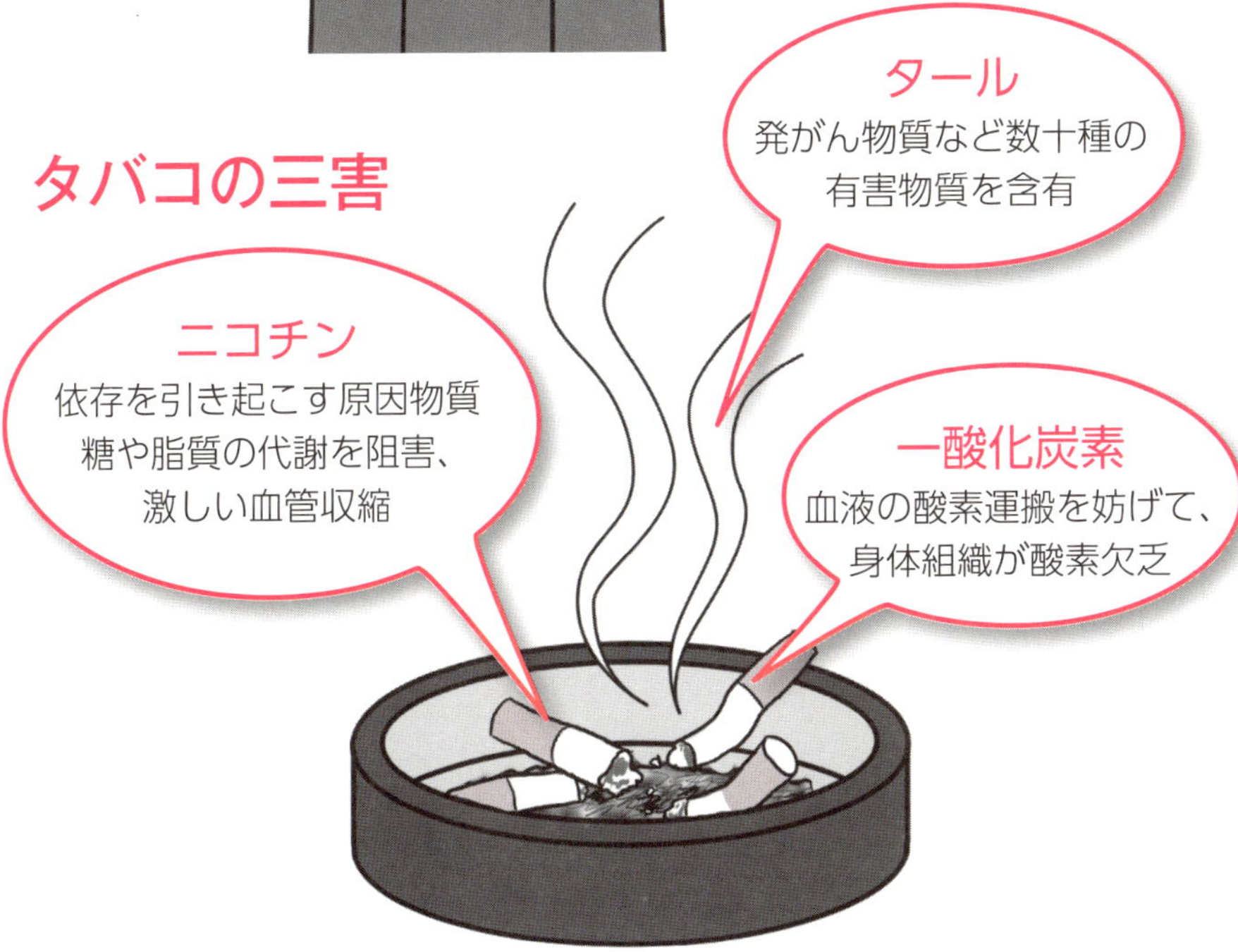
タール
発がん物質など数十種の
有害物質を含有
ニコチン
依存を引き起こす原因物質
糖や脂質の代謝を阻害、
激しい血管収縮
一酸化炭素
血液の酸素運搬を妨げて、
身体組織が酸素欠乏

「軽い運動を毎日続ける」ことで、生活習慣病の改善に効果が見られます

生活習慣病を予防する運動の基本は「軽い運動を毎日続ける」ことです。

運動の効果が出るまでには3～6カ月ほどかかりますが、続けることで中性脂肪が分解され、善玉コレステロールを生産しやすくなる、エネルギー代謝がよくなり、肥満が減少する、インスリンの働きがよくなり、糖や脂質の代謝が改善される、ストレス解消ができるなど生活習慣が改善され、すい臓の健康にとってもよい効果をもたらします。

ウォーキング、水中歩行、ストレッチやラジオ体操など、全身を使う運動は生活習慣病の改善に効果的です。運動の強さは軽く息が上がるくらいを目安にします。このような運動を1日に30分間程度（3分×10回、10分×3回でもよい）、週3～5日以上行います。仕事などで忙しく、運動をする時間がとれない場合は、1駅手前で降りて歩く、乗り物で座らない、買い物のときになるべく車を使わず、散歩を兼ねて歩いて行く、いつもより長めに犬の散歩をするなど日常生活の中に運動を取り入れることも有効です。

ただし、すい臓の病気の状態が懸念されたりするときには、医師に相談しましょう。

生活習慣病を予防する運動の効果

- ◆中性脂肪が分解され、善玉コレステロールを生産しやすくなる
- ◆エネルギー代謝がよくなり、肥満が減少する
- ◆インスリンの働きがよくなり、糖や脂質の代謝が改善される
- ◆ストレス解消ができる

軽い運動を毎日続ける
1日に 30 分間程度（3分× 10 回、10 分×3回でもよい）
週3〜5日以上行う

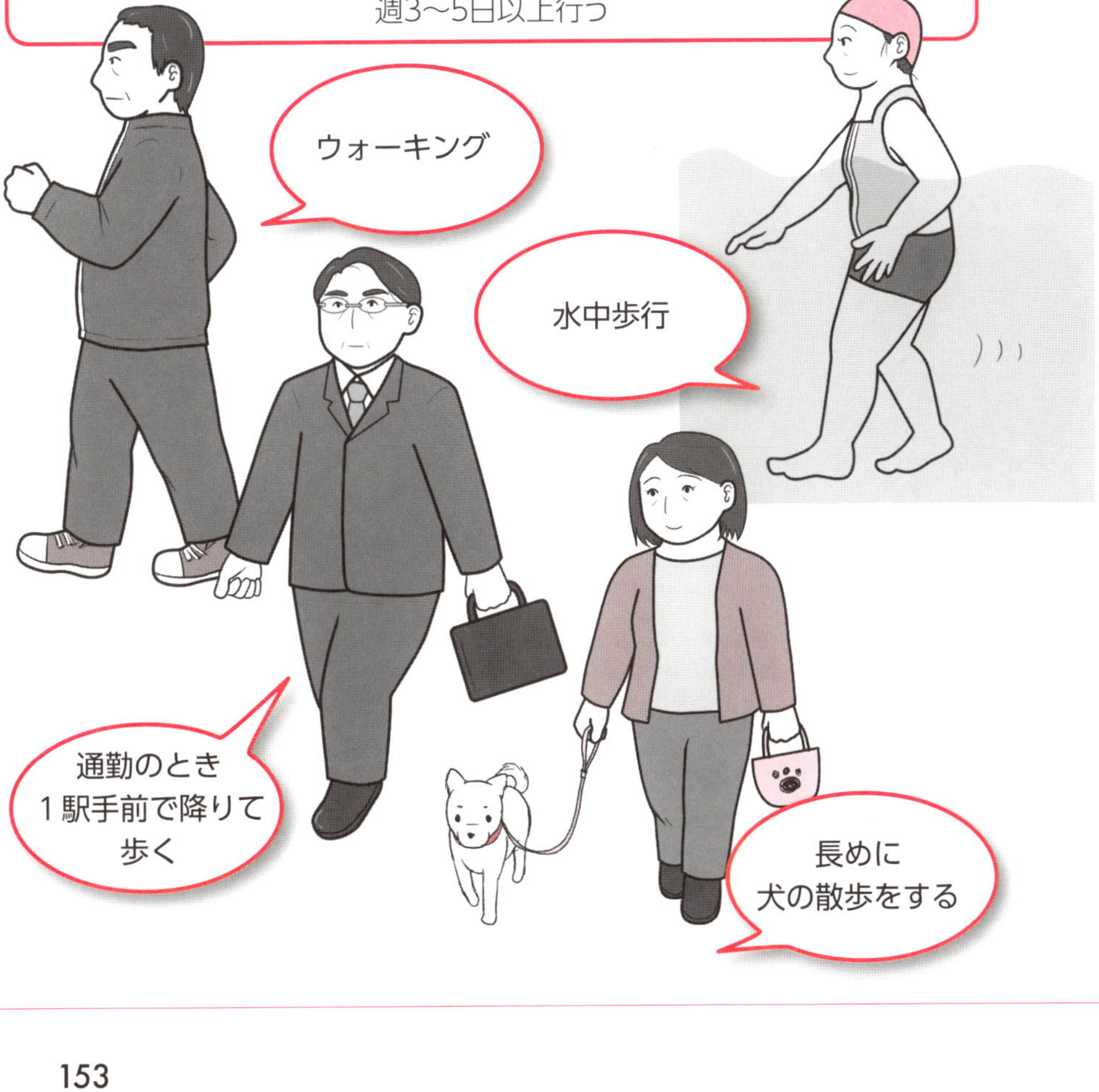
ウォーキング
水中歩行
通勤のとき 1駅手前で降りて 歩く
長めに 犬の散歩をする

自由に使える貴重な余暇の時間では、積極的に自分を癒すようにしてみましょう

生活習慣病の危険因子として、ストレスは侮れません。ストレスは飲酒量や喫煙本数の増加、過食などに現れて生活習慣病の発症や悪化に繋がることもあるからです。

内閣府の「国民生活選好度調査」（2008年）で全国の男女2393人を対象にした結果、ストレスを感じている人が、その原因としてあげていたのが「収入や家計に関すること」で39.9%、「仕事や勉強」で38.8%、「職場や学校における人間関係」で34.4%、「自分の健康状態」で28・3%、「家族関係」で21・8%でした。

ストレスを溜めないように毎日を過ごせることは理想です。しかし、仕事や介護などを行いながら多忙な日々を送る中で、多くの人はさまざまなストレスを抱えながら、暮らしていることでしょう。ゆえに自分で自由に使える余暇の時間はとても貴重なのです。自分を癒すために積極的にストレス解消に使いたいものです。

ストレス解消法には「休息」「運動」「人との親交」「創作」「気分転換」などがありますが、「自分は何がしてみたいか」という気持ちを優先して選ぶようにしてみましょう。

自分に合った「ストレス解消法」を見つける

休息

入浴、好きな音楽を聴く、
自然の中でくつろぐ、ヨガ、
気功、座禅など

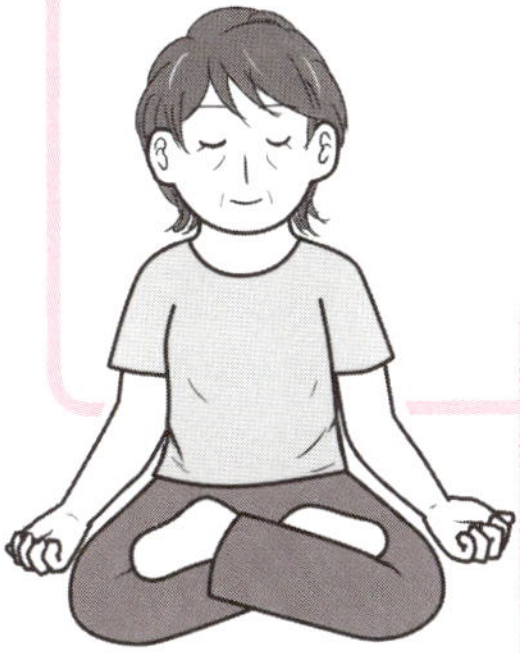

運動

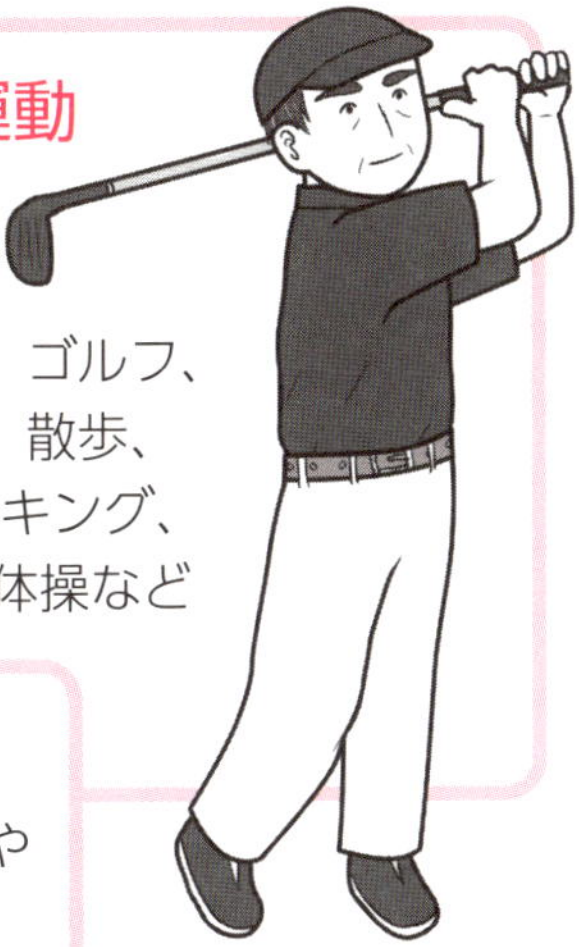

テニス、ゴルフ、
野球、散歩、
ウオーキング、
ラジオ体操など

人との親交

家族の団らん、友人と食事や
スポーツ、お茶を飲むなど
交流する

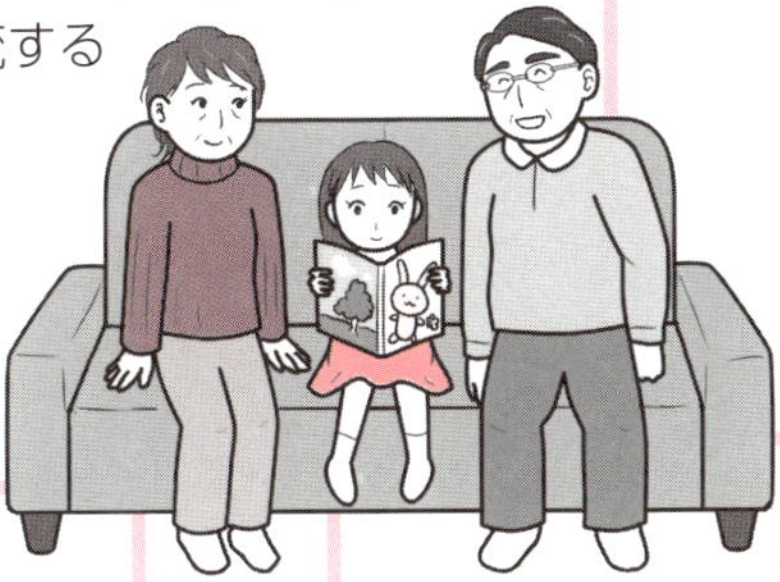

創作

絵画、陶芸、音楽を演奏する、
ガーデニング、料理を作る、
日曜大工など

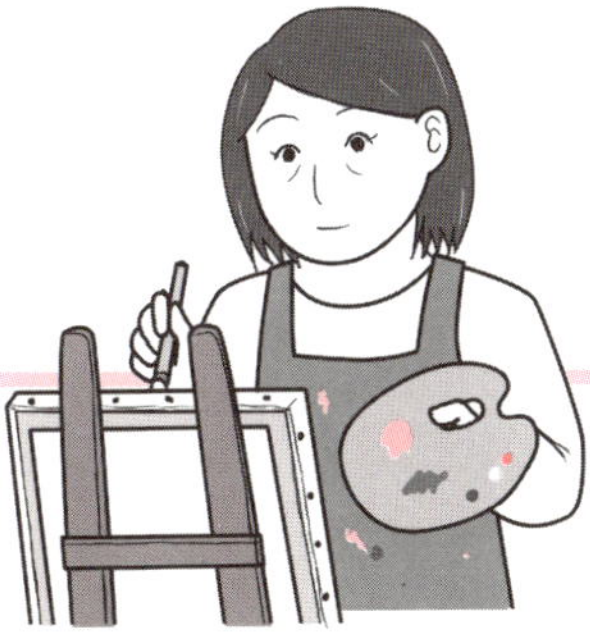

気分転換

旅行する、カラオケで歌う、
部屋の模様替えをするなど

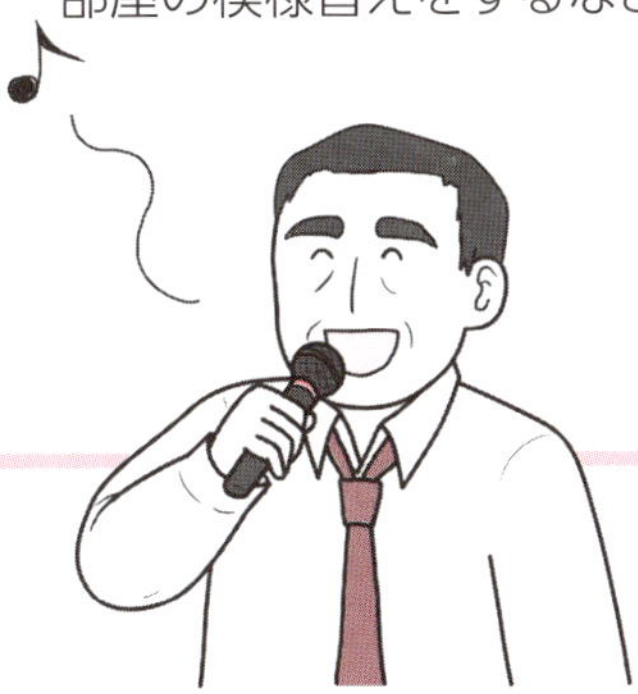

シャワーで済ませずに、入浴効果をうまく活用して身体をリラックスさせましょう

入浴には「温熱効果」「水圧効果」「浮力効果」の3つがあり、健康維持に役立ちます。「温熱効果」は、皮膚の毛細血管や皮下の血管が広がり、血流が改善して、肩こりや腰痛などを緩和し、筋肉の柔軟性を高めます。「水圧効果」は、日中に足に溜まった血液が心臓に戻され、血液の循環を促進します。「浮力効果」は、お風呂に浸かると、体重は約1／10になるので、筋肉を弛緩させるだけでなく、足腰への負担も軽減されるので緊張からくる脳への刺激も減少します。

首まで湯に浸かることで、入浴の3つの効果が活かせる「全身浴」、みぞおちまで浸かり、身体の芯まで温まることができる「半身浴」などの入浴法があります。

また、42℃以上の「高温浴」には、身体を活動させるときに働く交感神経を活発にして、新陳代謝を促します。37～39℃の「微温浴」には、身体の鎮静に働く副交感神経を活発にして、心臓を抑制して脈拍を減らし、筋肉を弛緩させます。

すい臓病の状態や年齢、体調に合わせて、入浴法を選んでみるのもよいでしょう。

入浴の３つの効果

温熱効果
血流の改善

水圧効果
血液循環促進

浮力効果
筋肉弛緩
心身リラックス

入浴法を選ぶ

- 全身浴…首まで浸かることで、入浴効果が活かせる
- 半身浴…みぞおちまで浸かることで、身体の芯まで温まる
- 高温浴…42℃以上。交感神経を活発にし新陳代謝を促進
- 微温浴…37～39℃。副交感神経を活発にし筋肉を弛緩

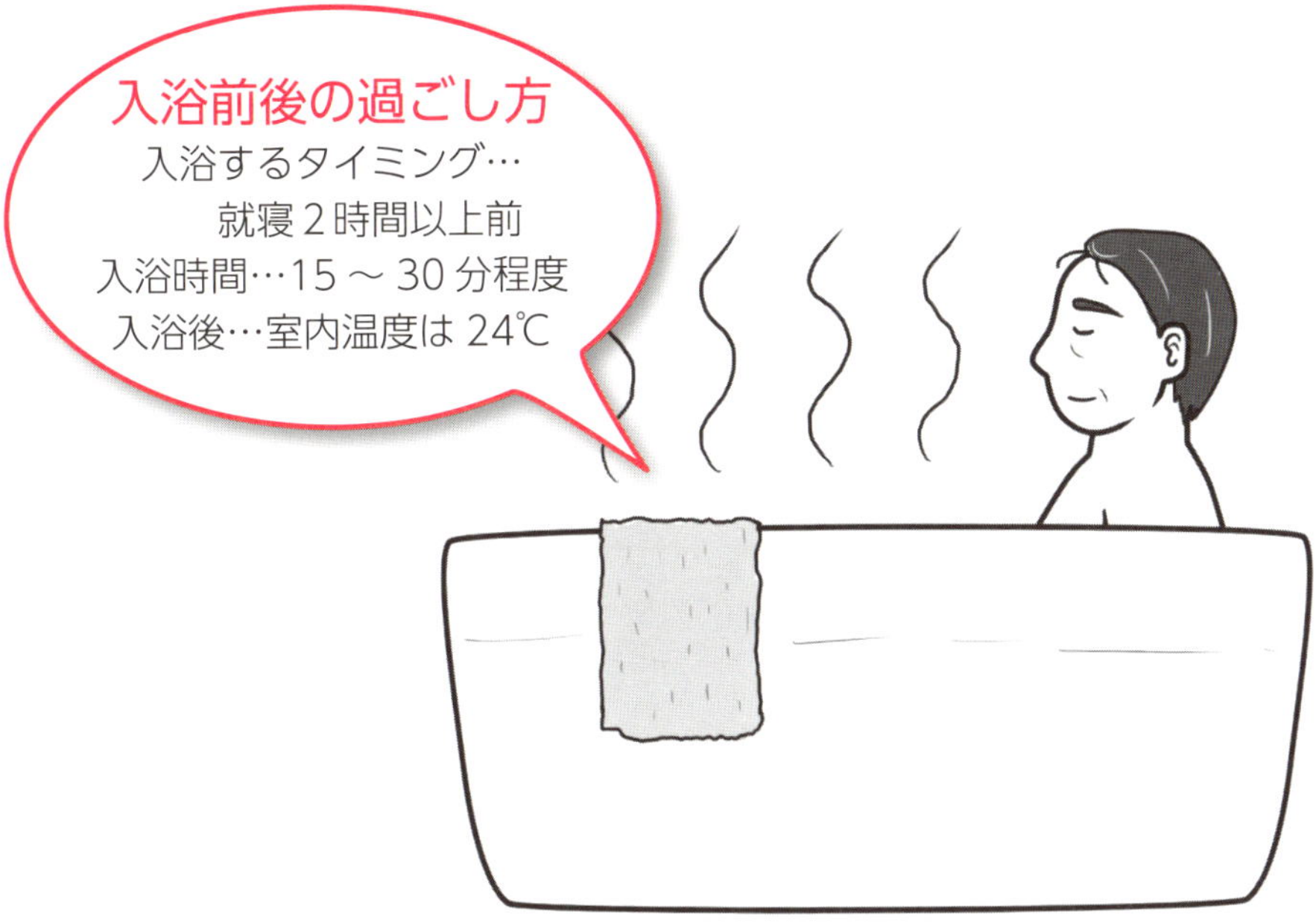
入浴前後の過ごし方
入浴するタイミング…
就寝２時間以上前
入浴時間…15～30分程度
入浴後…室内温度は24℃

「質のよい睡眠」は、すい臓の健康状態を改善するだけでなく、心身の回復を促します

「質のよい睡眠」は、「脳と身体を修復する効果のある深い睡眠」をとることです。すい臓の健康だけでなく、日々疲れが溜まってしまった脳や身体を回復することに重要な役割を持ちます。

睡眠不足が続くと、身体組織の修復・再生する成長ホルモンの分泌が阻害されるので、免疫機能が低下して疾病リスクが高まります。そして、疲労が回復されにくくなって、慢性的に不健康な状態に陥ってしまいます。

近年は、睡眠が阻害される環境や生活習慣、ストレスなどが要因となり、５人に１人が「睡眠障害」に悩んでいると言われています。

生活に支障をきたすほど睡眠障害がある人は、専門医を受診して適切な治療が必要ですが、ここではなるべく「質のよい睡眠」をとるための5つのコツを見てみましょう。

「きちんと睡眠時間をとらなければ…」とかえって不眠になってしまわないように、自分の仕事や家庭の環境に合わせて、少しずつ実践できることから始めてみましょう。

「質のよい睡眠」のための5つのコツ

8時間睡眠にこだわらない

体質や年代、日中の活動量により必要な睡眠時間が異なるので、平均して睡眠時間が6～10時間ぐらいであればよい。

自分に合った睡眠誘導方法

寝る前のストレッチ運動、軽い読書、心地のよい音楽など睡眠に入りやすい自分の習慣を身につける。

日中のストレスを解消する

無理をして寝ようとするよりも、睡眠誘導になる程度に本を読んだり、テレビを見たりすることもよい。

同じ時刻に毎日起床する

日光を浴びてから約15～16時間後に眠気が現れるので、早起きは早寝に通じる。起床後は日光を浴びる。

明るすぎない照明

室内が明るいと体内時計のリズムが崩れる。寝るときはおぼろげに物の形が見えるぐらいの20～30ルクスがよい。

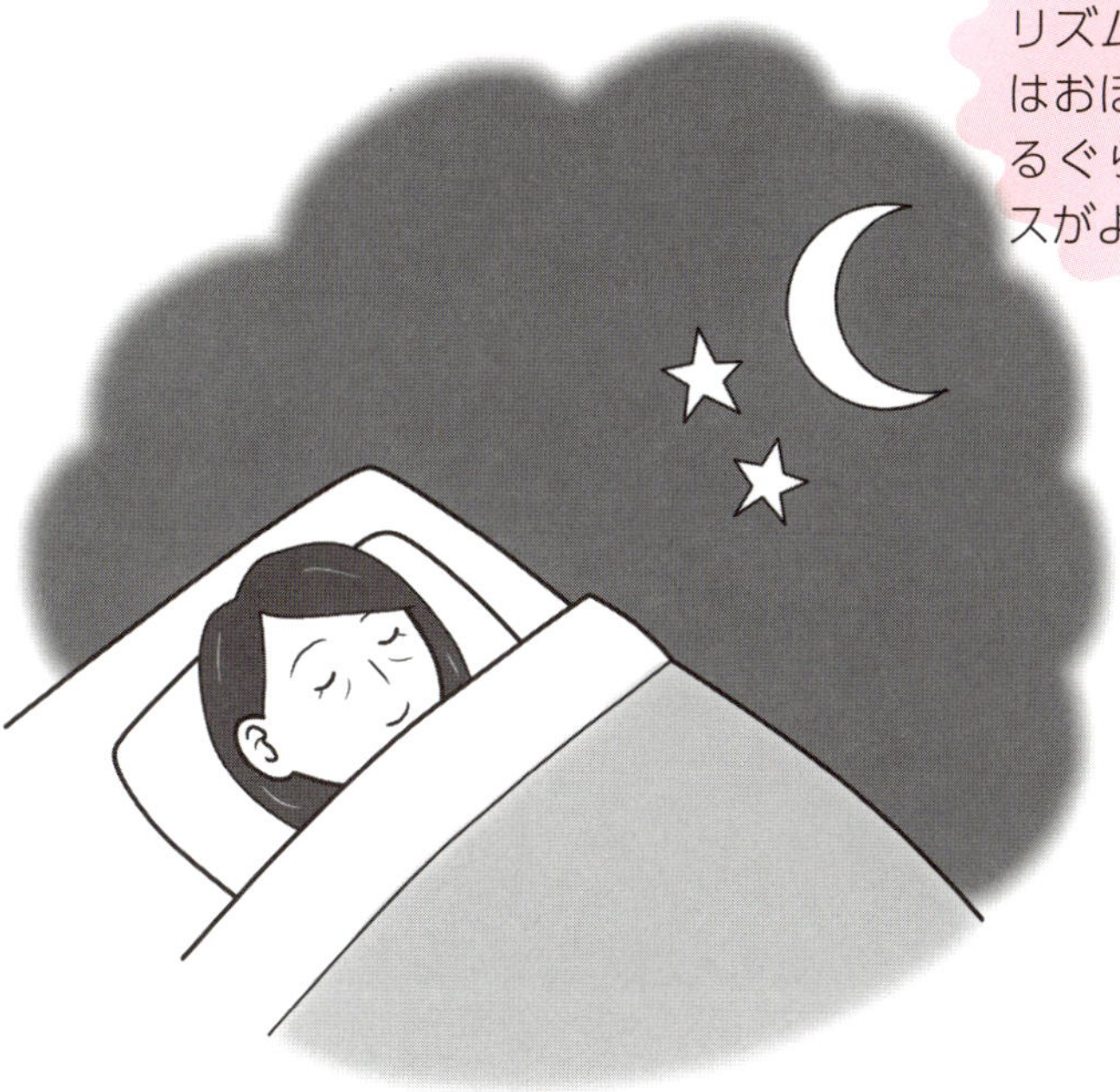

●監修
松阪市民病院・顧問
三重大学医学部附属病院・病院長顧問
三重大学名誉教授（肝胆膵・移植外科学）
伊佐地 秀司（いさじ・しゅうじ）
●プロフィール
1953年5月生まれ。岐阜県関市出身。1979年三重大学医学部卒業。

現在、松阪市民病院・顧問、三重大学医学部附属病院・病院長顧問、三重大学名誉教授（肝胆膵・移植外科学）。第47回日本膵臓学会大会・会長。

所属学会――日本外科学会、日本消化器外科学会、日本消化器病学会、日本膵臓学会、日本胆道学会、日本肝胆膵外科学会、日本臨床外科学会、日本移植学会、日本内視鏡外科学会、日本腹部救急学会

●参考文献
●ＩＰＭＮ国際診療ガイドライン●急性膵炎診療ガイドライン●自己免疫性膵炎診療ガイドライン●慢性膵炎ガイドライン2015（１）●慢性膵炎ガイドライン2015（２）●膵癌診療ガイドライン2013●「胆石・胆のう炎・膵炎の安心ごはん」（女子栄養大学出版部）●「名医の図解　最新肝臓・胆のう・すい臓の病気をよくする生活読本」（主婦と生活社）●「よくわかる最新医学　膵臓・胆のう・胆管の病気の最新治療」（主婦の友社）

編集プロデュース／横塚 利秋
編集協力／松本 美和（Ｍ．Ｔ．Ｐ企画）
／メディア・トータル・プランニング有限会社
カバーデザイン／CYCLE DESIGN
本文デザイン／アトリエ佐久間
カバー・本文イラスト／佐久間 未緒
校閲／校正舎楷の木

＊本書に関するご感想、ご意見がございましたら、書名記入の上、
下記メール・アドレス宛にお願いいたします。

firstedit@tatsumi-publishing.co.jp

「図解 決定版 すい臓の病気と最新治療＆予防法」
2016年 4 月 10 日　初版第1刷発行
2023年 5 月 1 日　初版第9刷発行
監　修　伊佐地 秀司
発行者　廣瀬 和二
発行所　株式会社日東書院本社
〒113-0033
東京都文京区本郷1-33-13　春日町ビル 5F
TEL：03-5931-5930（代表）
FAX：03-6386-3087（販売部）
URL：http://www.TG-NET.co.jp

印刷所／図書印刷株式会社　製本所／株式会社ブックアート
 ISBN 978-4-528-02070-2 C2047